Claudia Hautkappe | Susanne Wendel

mit Illustrationen von Michael Wirth

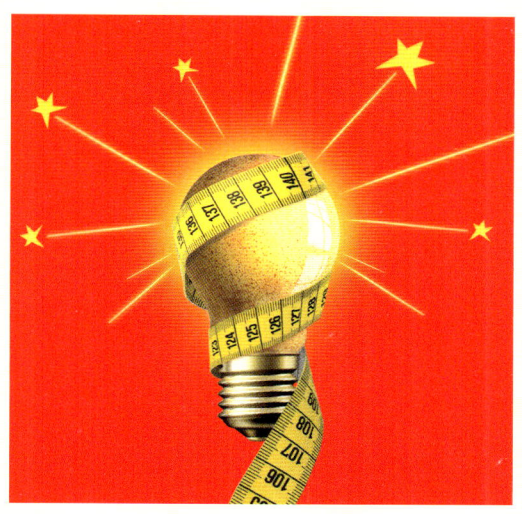

aha!
macht schlank

Vorwort

Wir alle kennen Situationen, in denen wir hoch motiviert etwas erreichen wollten und früher oder später klein beigegeben haben. Was ist da passiert? Ganz einfach. Sehr wahrscheinlich haben wir unsere Gefühle zu wenig ins Spiel gebracht.

Denn genau die helfen uns, persönliche Ziele erfolgreich zu verwirklichen. Neueste Ergebnisse der emotionalen Gehirnforschung haben bestätigt:
Emotionen schärfen unser Gedächtnis.

Bei allem, was wir erleben, gleicht das Gehirn das Neue mit bereits Bekanntem ab: Kann es das Neue erfolgreich einsortieren und erfolgreich mit Teilen bekannter Informationen verknüpfen, werden Nervenbahnen aufgebaut. Wird das Erleben von intensiven Gefühlen begleitet, werden diese Nervenverbindungen besonders stabil: Sie können sich deshalb an genau die Situationen besonders gut erinnern, die Sie mit starken positiven und negativen Gefühlen erlebt haben.

Unsere Emotionen bestimmen also, was wir uns merken und was nicht. Zwei überzeugende Beispiele dazu? Wer einmal auf die heiße Herdplatte gefasst hat, weiß, dass sich Schmerz, Schreck, Angst dabei sehr nachhaltig eingeprägt haben. Eine angenehmere Erinnerung: Der erste Kuss. Ob verunglückt, romantisch, überraschend oder komisch – jeder Mensch erinnert sich daran.

Alles, was von intensiven Gefühlen begleitet war, bleibt besser im Gedächtnis haften. Das Buch, das Sie gerade in den Händen halten, funktioniert, weil es mit ebendieser Tatsache arbeitet: **Informationen, wie Sie gut und zuverlässig abnehmen, sind in Bilder und Texte verpackt, die Gefühle wecken.**

Lustige, ungewohnte, manchmal auch zweideutige Illustrationen locken Emotionen in Ihnen hervor, bleiben dadurch besser in Ihrem Gedächtnis haften und helfen Ihnen in entscheidenden Situationen: Im Supermarkt lassen Sie die üblen, schlechten Fette stehen. Sie treiben's bunt – und kaufen so ein, dass wieder Farbe in Ihr Essen kommt. Und auch Bewegung bekommt wieder einen Spaßfaktor... das Ende hartnäckiger Pfunde!

Dr. Ulrike Richter
Fachärztin für Neurologie und Psychiatrie

Vorsicht, dieses Buch hinterlässt Spuren!

Gewohnheiten sind toll. Denn sie geben uns gefühlte Sicherheit. Genau deshalb ist es so schwierig, sich zu verändern. Und zum Beispiel abzunehmen.

Hier finden Sie 33 Einsichten, mit denen Sie garantiert schlank werden.

Warum? Weil diese Einsichten gut sind. Viele überraschend. Einige erschreckend. Andere motivierend. Und: Sie bleiben Ihnen garantiert im Gedächtnis.

Sie werden es erleben.

Wenn Sie das nächste Mal in den Supermarkt gehen und gerade nach einer kleinen Sünde greifen wollen – aus Langeweile, weil Ihr Magen knurrt oder aus Frust – werden Sie innehalten. Und sich an das Bild vom »gefräßigen Einkaufswagen« erinnern. Oder an den Slogan: »Du isst, was Du kaufst«.

Und damit Sie stets standhaft bleiben: 16 Aufkleber für kritische Alltagssituationen.

Bevor Sie nach dem zusätzlichen »Stückchen« Torte greifen, werden die schmeichlerischen Zuckerschnecken vor Ihrem inneren Auge aufmarschieren – und Sie sofort daran erinnern, wieso alles, was eine Zucker-Fett-Kombination enthält, jeden Abnehmplan sicher killt.

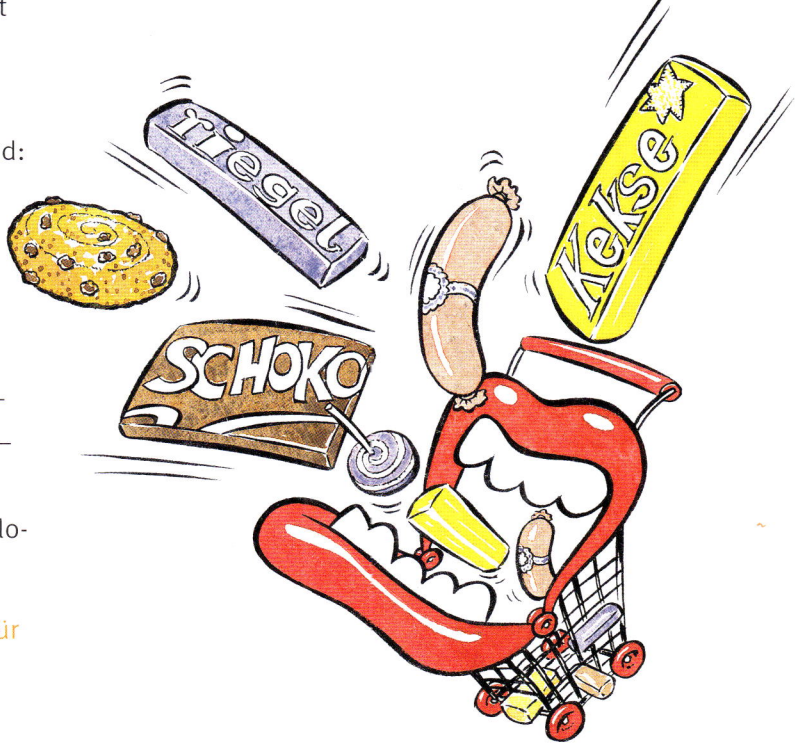

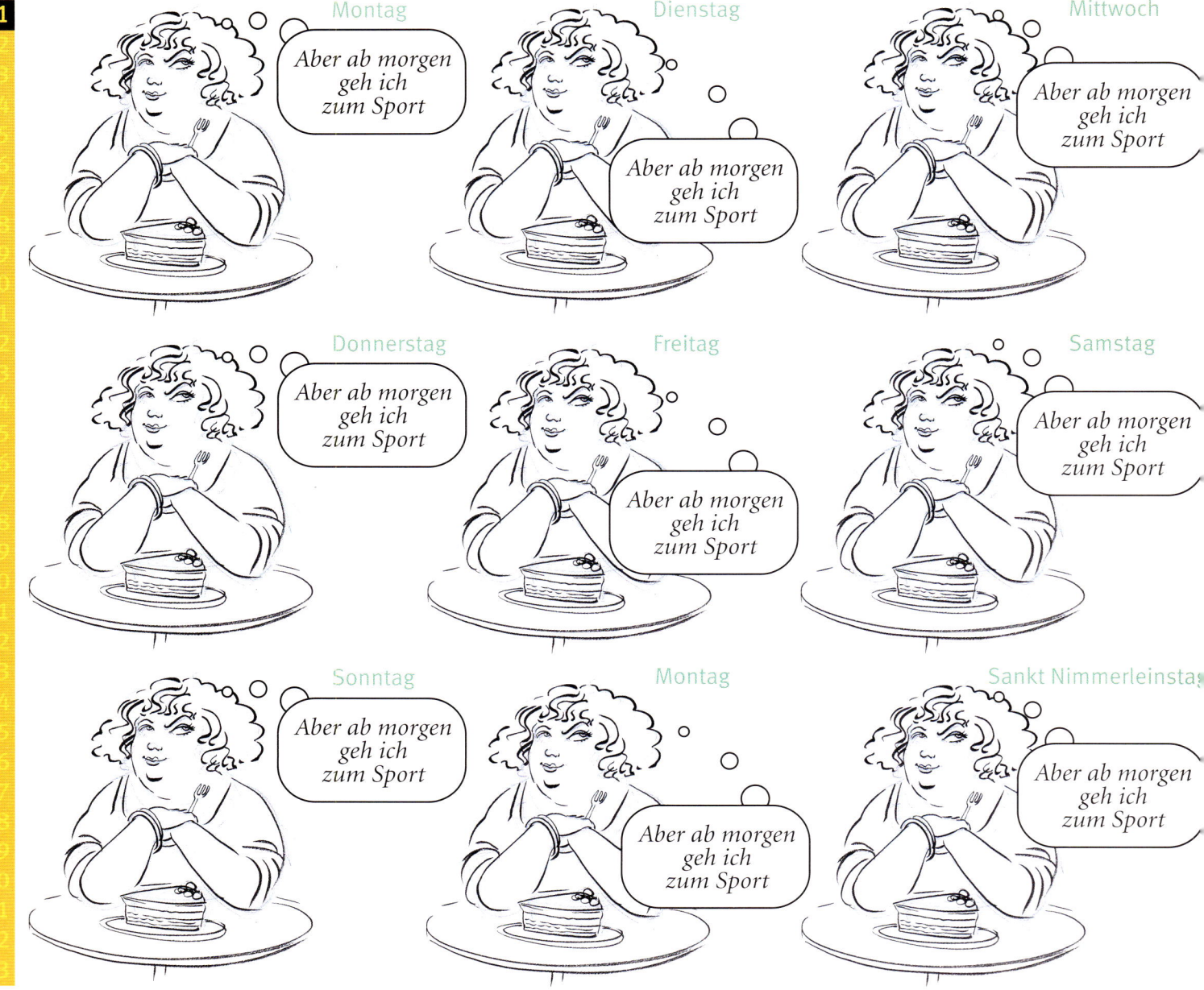

Was Du heute kannst besorgen...

... wirst Du nie tun, wenn Du nicht jetzt damit beginnst!

Wer sagt eigentlich, dass das Projekt »Abnehmen« morgens nach dem Aufstehen beginnen muss? Wenn Sie etwas in Ihrem Leben ändern wollen, machen Sie's doch **gleich!**

Sobald Sie die Entscheidung getroffen haben, dass Sie abnehmen wollen, beginnen Sie mit der Umsetzung. **Sofort.** *Räumen Sie Ihren Kühl- und Vorratsschrank aus. Packen Sie beim nächsten Einkauf Ihren Wagen voller Gemüse. Kochen Sie die nächste Mahlzeit anders als sonst – gesund. Egal, ob es das Frühstück, Mittag- oder Abendessen ist.*

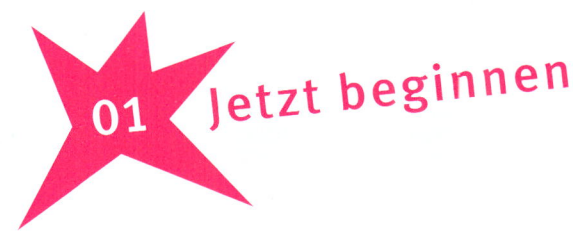

01 Jetzt beginnen

Abnehmen braucht Zeit

Egal, was Ihnen Zeitschriften, Bücher oder Ernährungsgurus versprechen: Abnehmen geht nicht einfach so von selbst.

Sie brauchen zum Abnehmen: ● ausreichend Zeit ● eine radikale Änderung in Ihrem Ernährungsverhalten und ● eine Menge Durchhaltevermögen.

Abnehmen ist ein Projekt, das über viele Monate oder Jahre hinweg läuft. Wahrscheinlich hat es ja auch Monate oder Jahre gedauert, das aktuelle Gewicht aufzubauen. Und – so gern Sie vielleicht etwas anderes lesen würden: Sie werden diese Pfunde nicht innerhalb weniger Wochen wieder loswerden. Abnehmen bedeutet eine Änderung Ihres Lebensstils.
Sie müssen sich von lieb gewonnenen Gewohnheiten verabschieden.
Übrigens: Es ist einfacher, sich etwas Neues an-, als sich etwas Bekanntes abzugewöhnen.
Statt sich also zuerst selbst innerlich Verbotsschilder aufzustellen: Gewöhnen Sie sich lieber etwas Neues an – zum Beispiel, sich mehr zu bewegen. Jeden Tag eine Runde um den Block zu laufen oder eine Station früher aus der U-Bahn zu steigen.
Gewöhnen Sie sich an, zu jeder warmen Mahlzeit einen Salat oder Rohkost zu essen.
Nehmen Sie sich jeden Tag ein Stück Obst mit in die Arbeit.
Gestalten Sie Ihr Leben neu – mit Gewohnheiten, die Sie schlank machen.

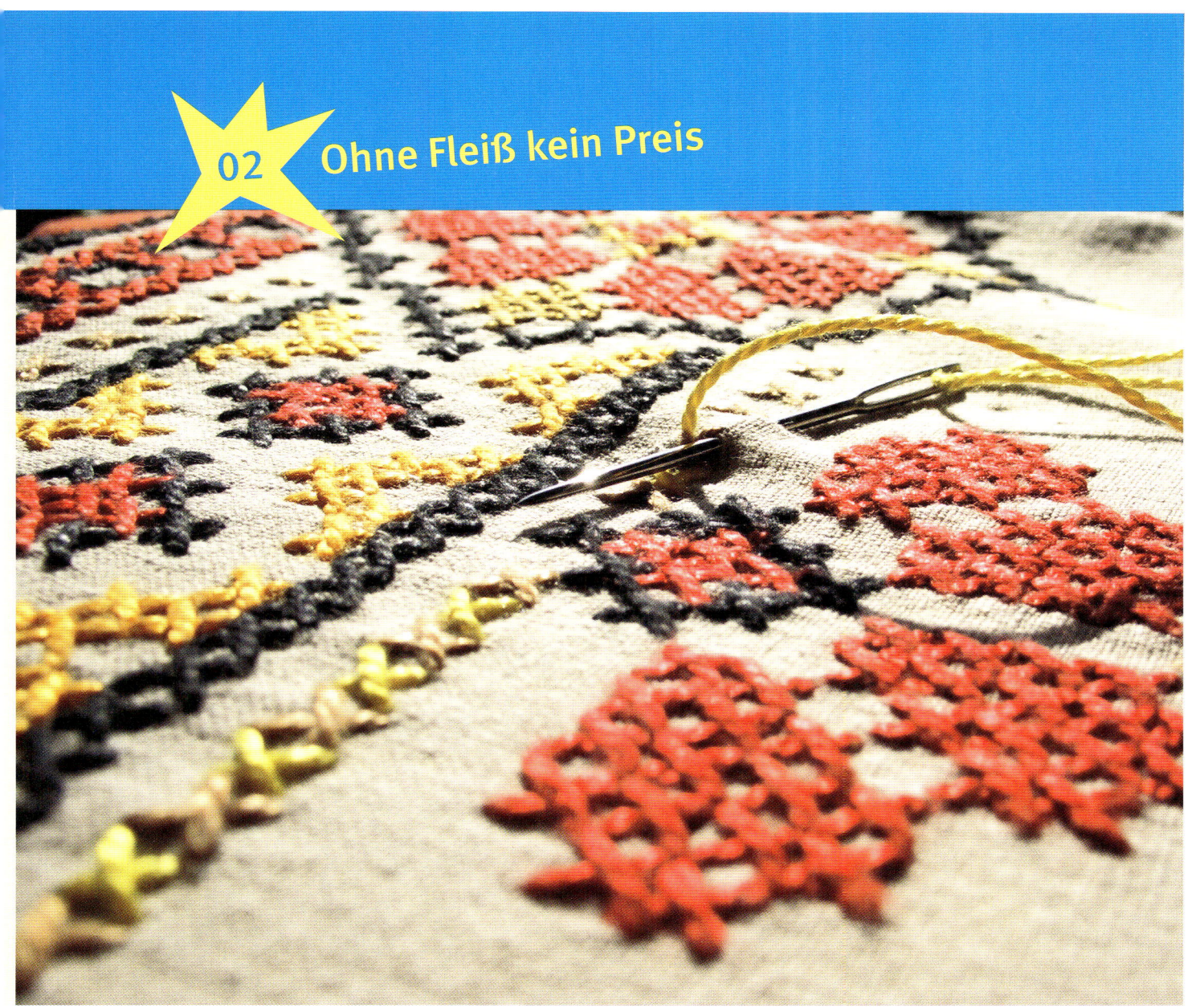

Todesursache Nr. 1...

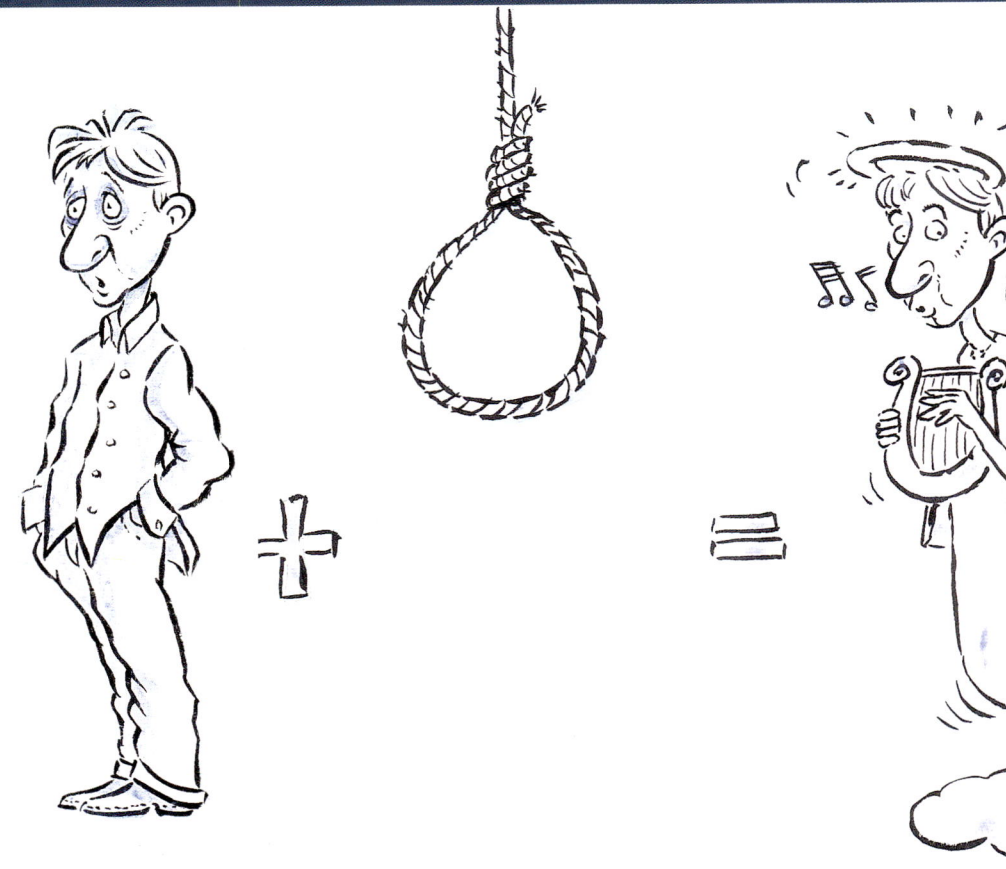

....in Deutschland sind Krankheiten, die durch Über- und Fehlernährung und einen ungünstigen Lebensstil bedingt sind. Dazu gehören Herz-Kreislauf-Erkrankungen, Diabetes Typ II, bestimmte Krebsarten und Krankheiten des Verdauungssystems. Viele dieser Erkrankungen können Sie über Ihr eigenes Verhalten beeinflussen.

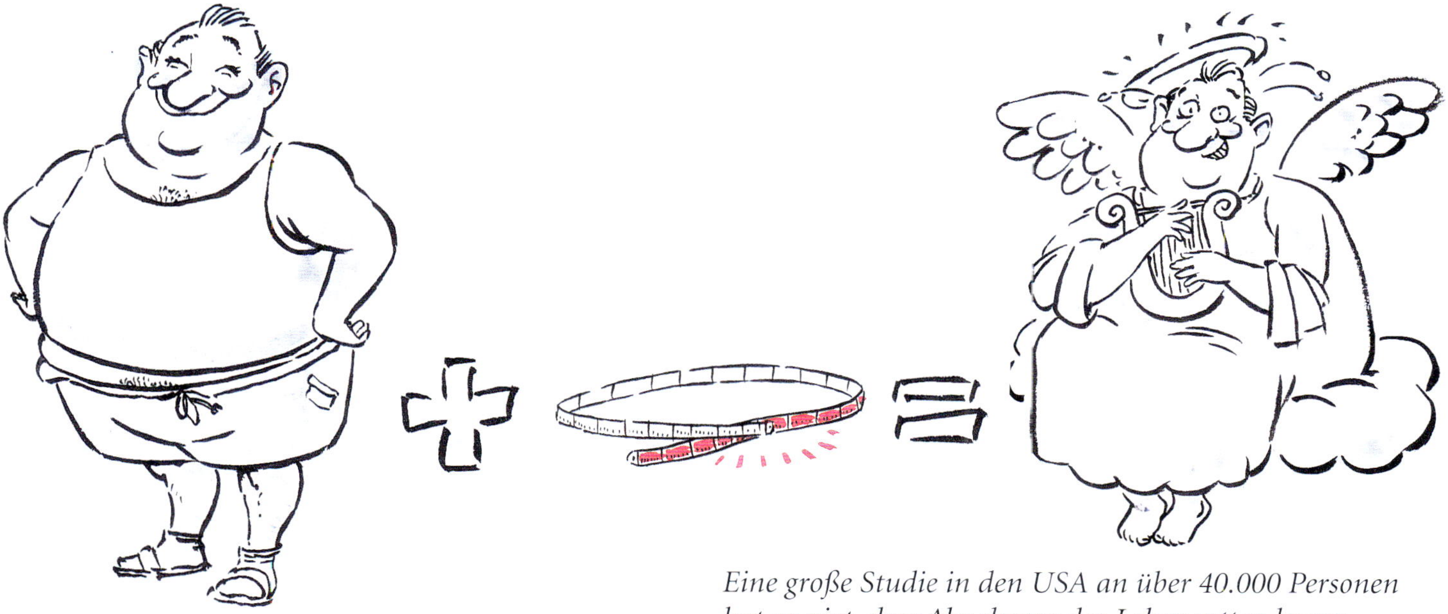

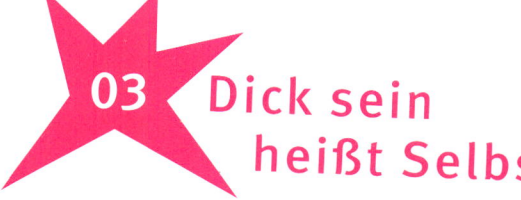

Eine große Studie in den USA an über 40.000 Personen hat gezeigt, dass Abnehmen das Leben retten kann: Bei den Menschen, die 10 bis 15 Kilo abgenommen hatten, sank innerhalb eines Jahres die Gesamtsterberate um 20 Prozent, die Sterberate von Diabetikern sogar um 36 Prozent.
Wollen Sie wirklich so weitermachen wie bisher?
Nur Sie allein können die Entscheidung treffen!

03 Dick sein heißt Selbstmord auf Raten

Erst der Stau, dann de

Gefährliche Ablagerungen in den Arterien durch Fett, Zucker und Cholesterin entstehen über Jahre.
Sie verstopfen die Gefäße und werden zum tödlichen Risiko.

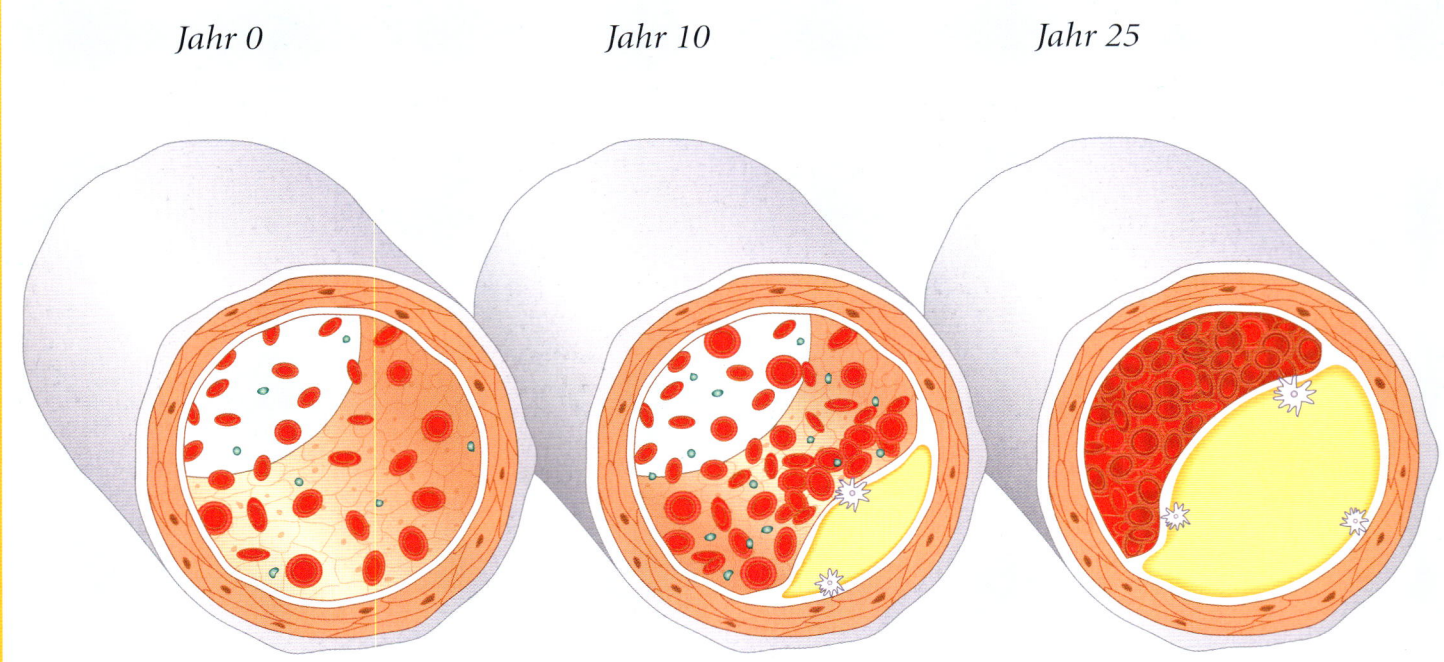

Jahr 0 *Jahr 10* *Jahr 25*

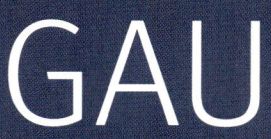

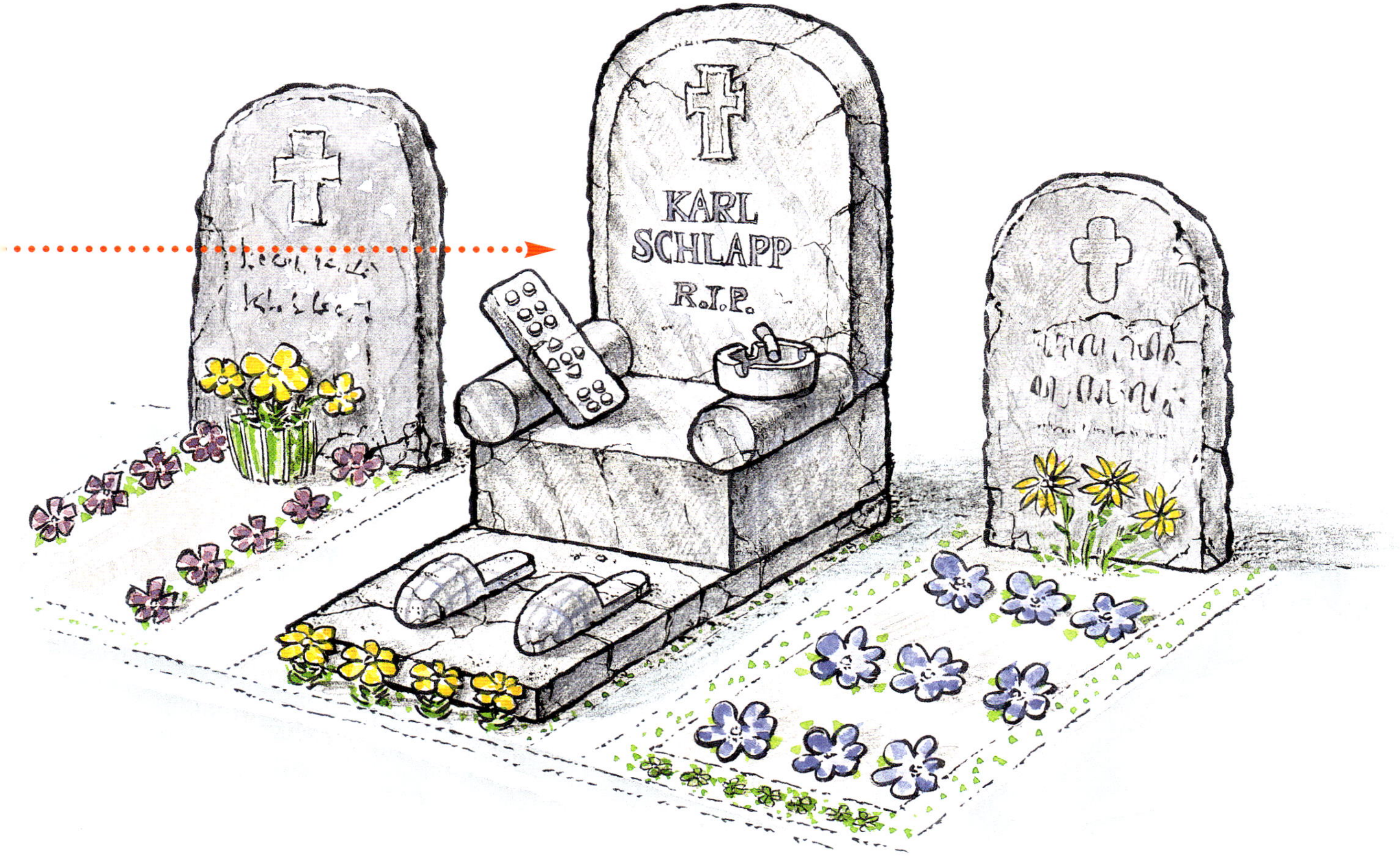

Vorm Urlaub hat die Hose doch noch gepasst...!

Ja, aber wahrscheinlich ist nicht nur der Urlaub daran schuld, dass sie es jetzt nicht mehr tut. Denn Übergewicht entsteht schleichend – über viele Monate, ja über Jahre hinweg.

Das wirkliche Problem *ist zudem nicht das Äußere, sondern das, was sich in Ihrem runder werdenden Körper abspielt: Das Fettgewebe, und hier vor allem das Bauchfett, ist nämlich nicht nur einfach ein Lagerraum für Kalorien. Dieses Körperfett ist ein aktives Gewebe: Es produziert alle möglichen Substanzen, die den Stoffwechsel negativ beeinflussen. Beispiele?*

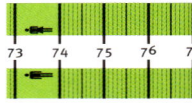

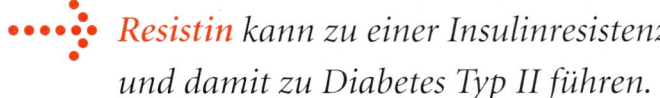 *Resistin kann zu einer Insulinresistenz und damit zu Diabetes Typ II führen.*

Östrogen steigert möglicherweise das Risiko für bestimmte Krebsarten.

Angiotensinogen erhöht den Blutdruck.

Maß nehmen – aber richtig

Gerade bei mäßigem Übergewicht kommt es darauf an, wo am Körper die Kilos angedockt haben. Ob Sie auf der sicheren Seite sind? Es gibt eine ganz einfache Möglichkeit, das herauszufinden. Zücken Sie das Maßband.

Frauen

- Sie haben einen Bauchumfang von maximal 80 Zentimeter? Wunderbar! Sie sind beim Thema »Bauch« auf der sicheren Seite.

- Sie lesen einen Wert zwischen 80 und 88 Zentimeter auf Ihrem Maßband? Dann sollten Sie auf keinen Fall weiter zunehmen.

- Ihr Bauchumfang beträgt 88 Zentimeter oder mehr? Vorsicht! Stellen Sie unbedingt Ihre Ernährung um und bewegen Sie sich mehr.

80 81 82 83 84 85 86 87 88 89 90 91 92 93 94 95 96 97 98 99 100 101 102 103 104 105 106 107 108 109 110 111 112 113

Männer

03 Dick sein heißt Selbstmord auf Raten

- Ihr Bauchumfang beträgt 94 Zentimeter oder weniger? Bestens!

- Sie haben zwischen 94 und 102 Zentimeter gemessen? Sie sollten auf keinen Fall weiter zunehmen – noch besser ist es, wenn Sie mit gesunder Ernährung und mehr Bewegung jetzt gezielt das Abnehmen angehen – und bald sind Sie wieder im grünen Bereich!

- Mit einem Bauchumfang über 102 Zentimeter sollten Sie dringend Ihr Leben umstellen!

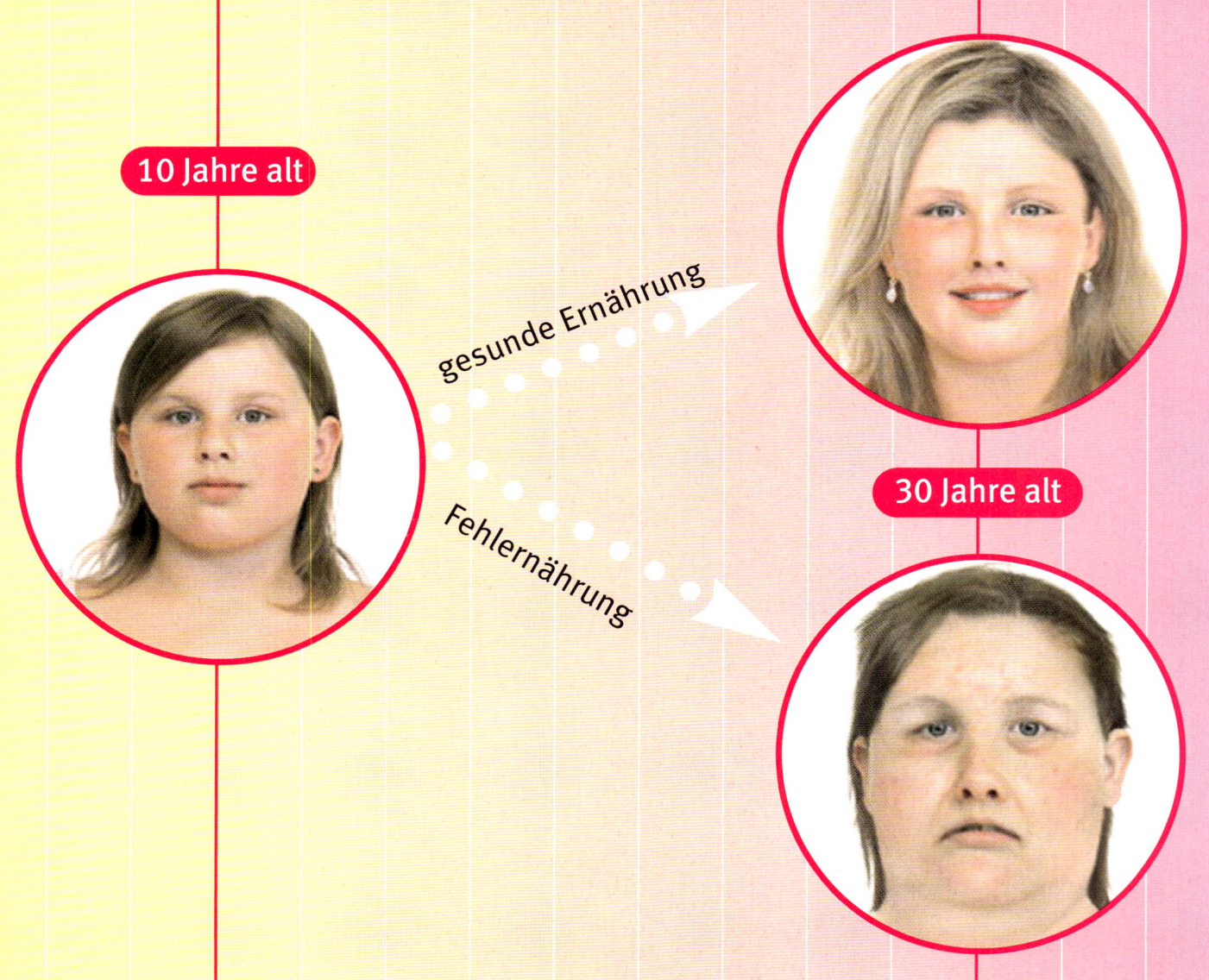

10 Jahre alt

gesunde Ernährung

Fehlernährung

30 Jahre alt

»Wenn ich doch bloß noch so aussehen würde wie damals!«

Kennen Sie das? Sie schauen sich Fotos an, auf denen Sie 5 oder 10 Jahre jünger waren.

Ist Ihnen dabei auch schon mal der Gedanke gekommen: »Wenn ich doch bloß noch so aussehen würde wie damals!«. Können Sie sich vorstellen, dass Sie in 10 oder 20 Jahren Ihre Fotos von heute anschauen und das Gleiche denken? Wenn Sie so weitermachen wie bisher, wird womöglich genau das passieren. Sie werden ganz nebenbei immer dicker. JETZT ist der richtige Zeitpunkt, diese Entwicklung zu stoppen. Beginnen Sie HEUTE damit, etwas zu ändern! Wahrscheinlich werden Sie dann in einigen Jahren gesünder und schlanker aussehen als momentan.

2,5 kg

Wenn Sie jeden Tag eine Praline (50 kcal) zusätzlich essen, summiert sich diese kleine Sünde in einem Jahr zu 2,5 kg Körperfett.

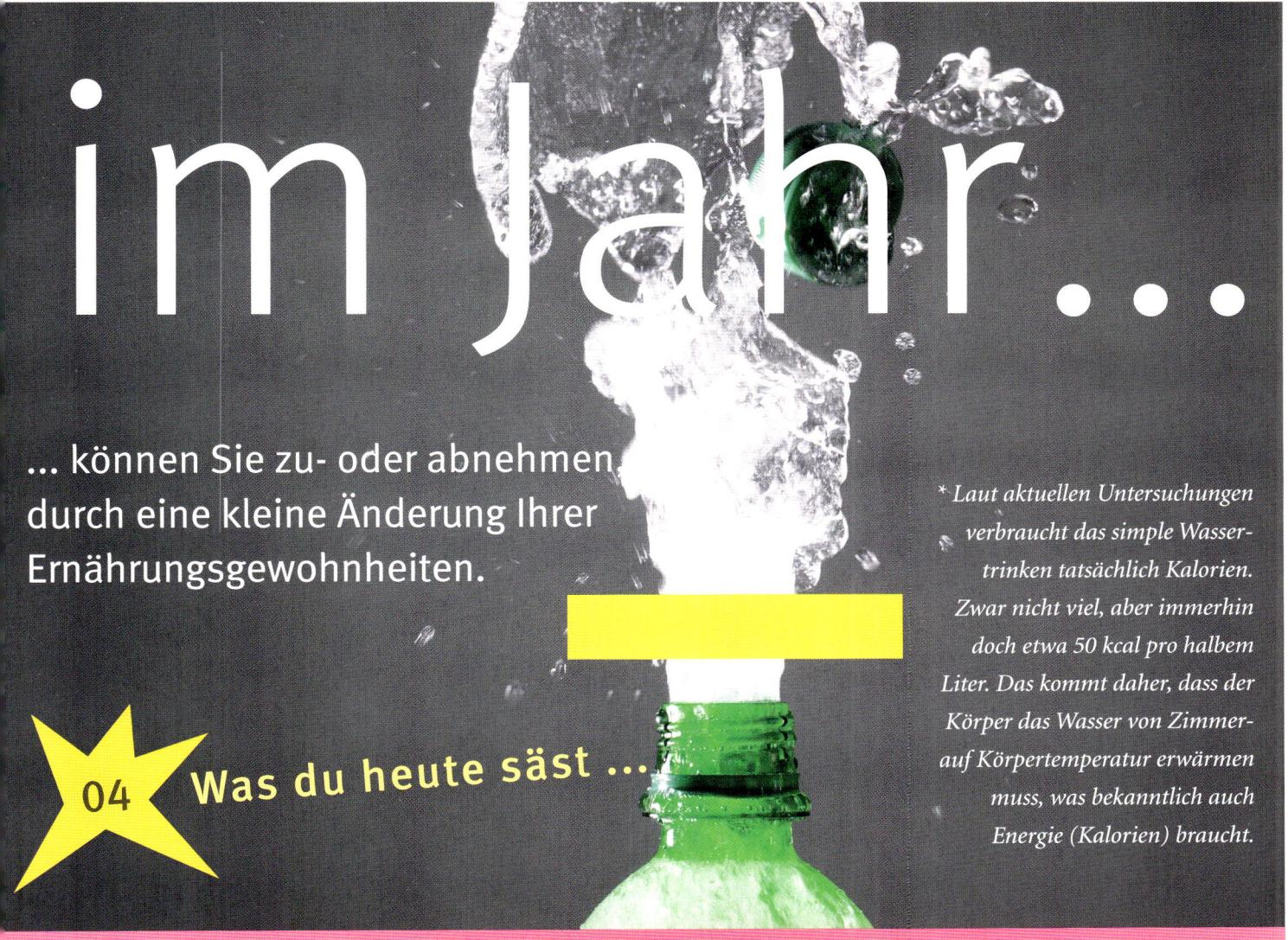

im Jahr...

... können Sie zu- oder abnehmen durch eine kleine Änderung Ihrer Ernährungsgewohnheiten.

* Laut aktuellen Untersuchungen verbraucht das simple Wassertrinken tatsächlich Kalorien. Zwar nicht viel, aber immerhin doch etwa 50 kcal pro halbem Liter. Das kommt daher, dass der Körper das Wasser von Zimmer- auf Körpertemperatur erwärmen muss, was bekanntlich auch Energie (Kalorien) braucht.

04 **Was du heute säst ...**

*Wenn Sie jeden Tag einen halben Liter Wasser zusätzlich trinken, reduziert dies Ihr Körperfett in einem Jahr um 2,5 kg! ***

Kaufen Sie nie mit leerem Magen ein!

*Dass Menschen mit leerem Magen mehr Essbares kaufen als auf ihrem Zettel steht, wissen Sie wahrscheinlich schon. Aber ist Ihnen mal aufgefallen, **was** dann zusätzlich im Einkaufswagen landet?*

Kein Mensch kauft, wenn er hungrig ist, drei Salatköpfe. Wer Hunger hat, greift vor allem bei Süßigkeiten, Knabbersachen und Snacks zu. Wie von Geisterhand füllt sich der Wagen mit Keksen, Müsliriegeln, Blätterteigstangen oder Mini-Salamis. Kurz: Mit allem, was man sofort aufreißen und essen kann. Also mit den Nahrungsmitteln, die ganz schnell den niedrigen Blutzucker wieder aufpäppeln. Die Sachen mit den vielen Kalorien. An der Kasse wird dann oft nur noch die leere Verpackung über den Scanner gezogen.

Apropos Kasse: Die sogenannte »Quengelzone« im Kassenbereich mit den mundgerecht verpackten Schokoriegeln ist nicht nur für Kinder und genervte Mütter ein El Dorado, sondern auch für hungrige Einkäufer. Spätestens hier ist es mit der Selbstbeherrschung dann meist sehr schnell vorbei.

Daher: Betreten Sie das Schlaraffenland nur, wenn Ihr Magen bereits gefüllt ist.

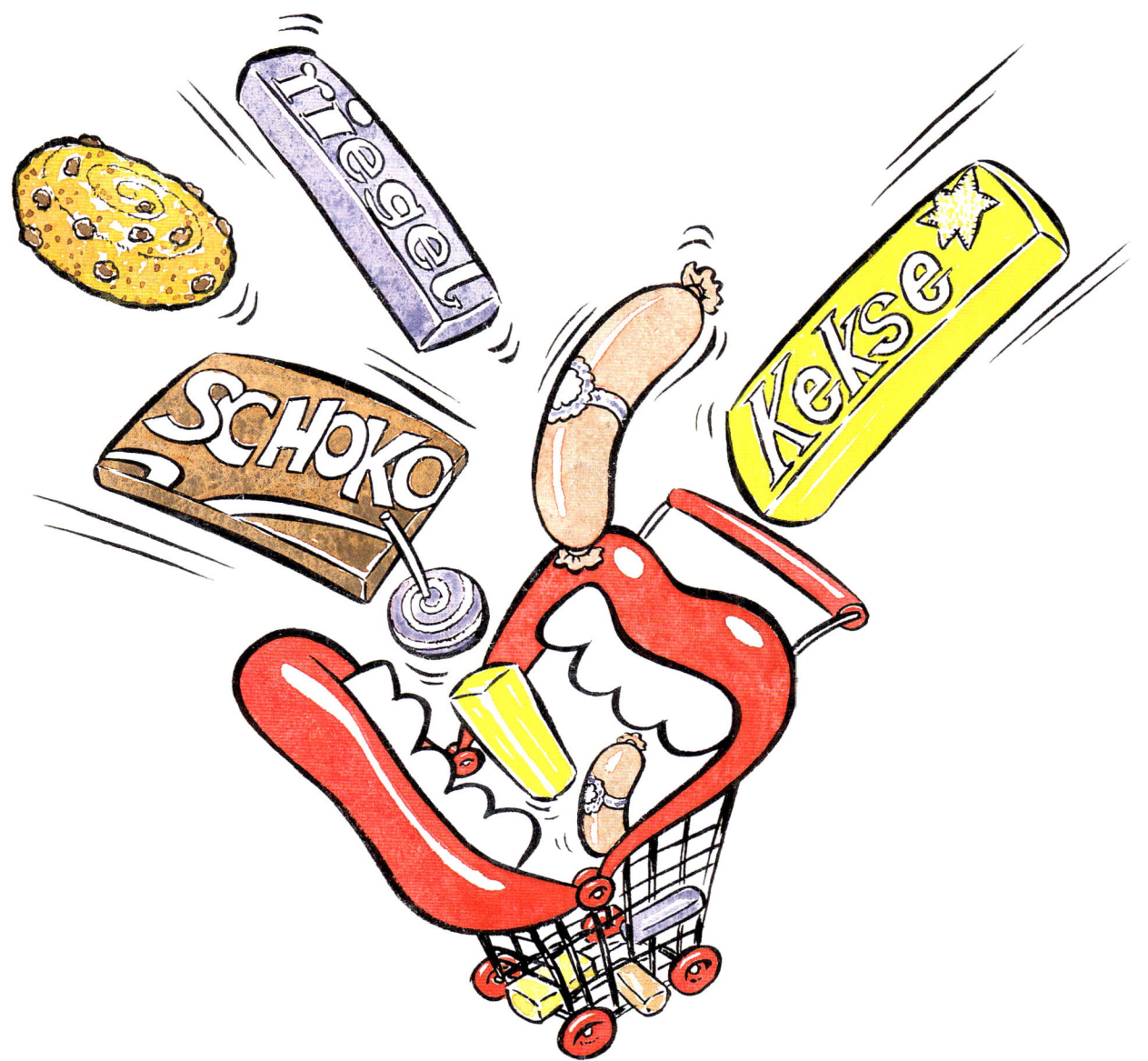

Alles klar, oder?

Geht's auch ohne Zucker?

Zeitbombe
Einkaufswagen

Bedenken Sie: Alles, was Sie in den Wagen packen, werden Sie wahrscheinlich auch essen.

Zucker: macht gleich doppelt dick

Weißmehl: nur leere Kalorien

Süßstoffe: können den Hunger steigern

Gesättigte Fette: werden direkt eingelagert

Gehärtete Fette: docken sich direkt an die Problemzonen an

Milch fettarm?

Fett und Zucker: damit wird selbst Salat ungesund

Alkohol: sobald der im Spiel ist, läuft nichts mehr mit der Fettverbrennung

Geschmacksverstärker: können den Appetit steigern

Zeige mir deinen Kassenzettel
und ich sage dir, wie viel du wiegst

weiblich,
jung,
gesundheitsbewusst

älteres Ehepaar,
sie kocht gerne,
Enkel zu Besuch

männlich,
jung,
Single,
keine Zeit

männlich,
alleinstehend,
Gesundheit egal

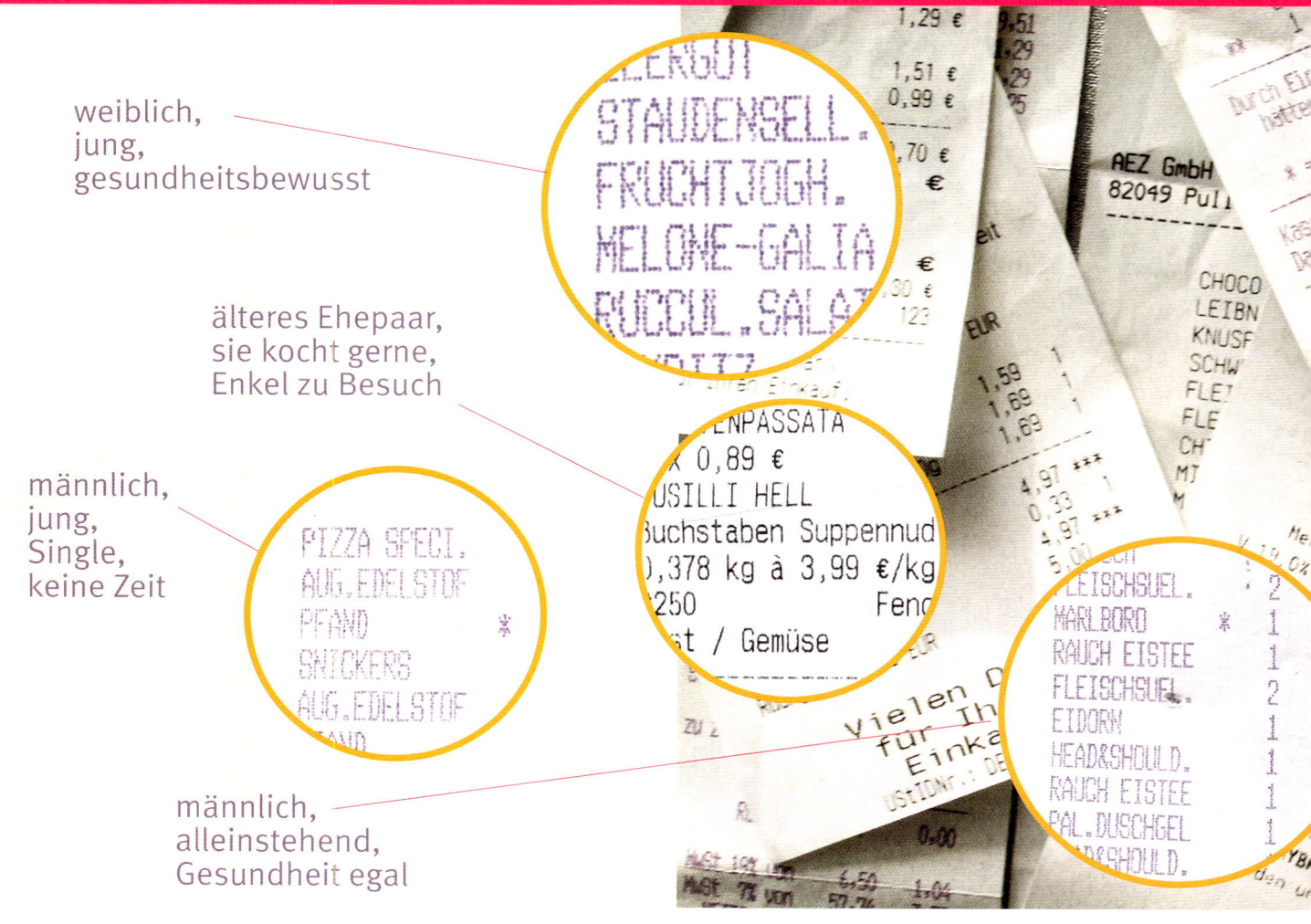

Das stand sicher nicht auf dem Einkaufszettel …

Halten Sie sich an das, was Sie auf Ihren Einkaufszettel geschrieben haben.
Und widerstehen Sie den Versuchungen durch Düfte, Produktpyramiden und Sonderangeboten.

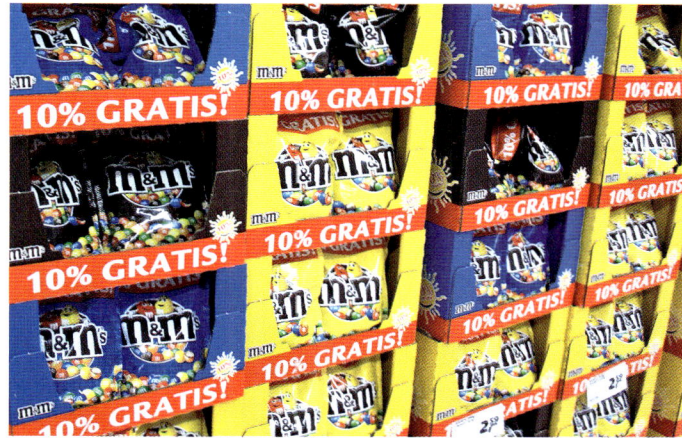

07 Erst lesen, dann kaufen

Achten Sie auf das Kleingedruckte...
... oder fragen Sie Ihren Arzt oder Apotheker.

ZUTATEN

91% Knusper-Crunchies (Vollkorn-Haferflocken, Zucker, pflanzliches Öl, Weizenmehl, Glukose-Fruktose-Sirup aus Weizenstärke, Reismehl, Cornflakes (Mais, Zucker, Kochsalz, Gerstenmalz), fettarmer Kakao, Kochsalz, getrockneter Gerstenmalzextrakt, Calciumcarbonat, Aroma), 5% Vollmilchschokolade (Zucker, Vollmilchpulver, Kakaomasse, Kakaobutter, Molkenpulver, Emulgator Sojalecithine, Aroma), 4% karamelisierte, aromatisierte Mandelstücke (Mandelstucke, Zucker, Glukosesirup aus Weizen, pflanzliches Fett gehärtet, Aroma).

NÄHRWERTINFORMATION

	100 g enthalten:	1 Portion (40 g /60 ml Milch 3,5 % Fett)
Energie	1800 kJ 430 kcal	880 kJ 210 kcal
Eiweiß	8,6 g	5,4 g
Kohlenhydrate	65 g	29 g
- davon Zucker	25 g	13 g
Fett	15 g	8 g
- davon gesättigte Fettsäuren	5 g	3 g

Achtung:
Hier ist Zucker *versteckt.*
Die Frage ist, wie viel.

Wie viel Aroma*zusatz*
braucht ein Müsli?

Auch beim Fett*gehalt*
gibt es große Unterschiede.

Zutaten:

Dinkel 42 % (Dinkelflocken, Dinkelvollkornmehl, Dinkelmehl), Cornflakes (Maisgrieß, Gerstenmalz, Salz), Maisgrieß, Buchweizen, Haferflocken, Zucker, Kakaopulver, Salz, Aroma.

Durchschnittliche Nährwerte pro 100 g:	
Brennwert kJ/kcal	1550/368
Eiweiß	11,3 g
Kohlenhydrate	75,6 g
davon Zucker	7,1 g
Fett	2,3 g
davon gesättigte Fettsäuren	0,6 g
davon ungesättigte Fettsäuren	1,7 g
Ballaststoffe	7,0 g
Natrium	0,3 g
1 BE = 17 g	

Vorgeschrieben ist, dass auf jeder Verpackung neben dem Haltbarkeitsdatum auch die **Zutatenliste** *steht. Alle Zutaten werden in der Reihenfolge der im Lebensmittel enthaltenen Menge aufgelistet. Das bedeutet:* **Von dem, was an erster Stelle steht, ist am meisten drin.** *Achten Sie vor allem auf Zucker und gesättigte Fette! Auf immer mehr Packungen finden Sie übrigens auch die Kalorienangaben.*

Maltose^

Dextrose*

Sorbit*

E 950*

Cyclamat*

Aspa

E 952*

Glucose*

H

Fructose*

Glucosesirup*   Xylit*

Lactose

Milchzucker*   Isomalt*

Invertzucker*   *Oli

Rübensaft*

F o

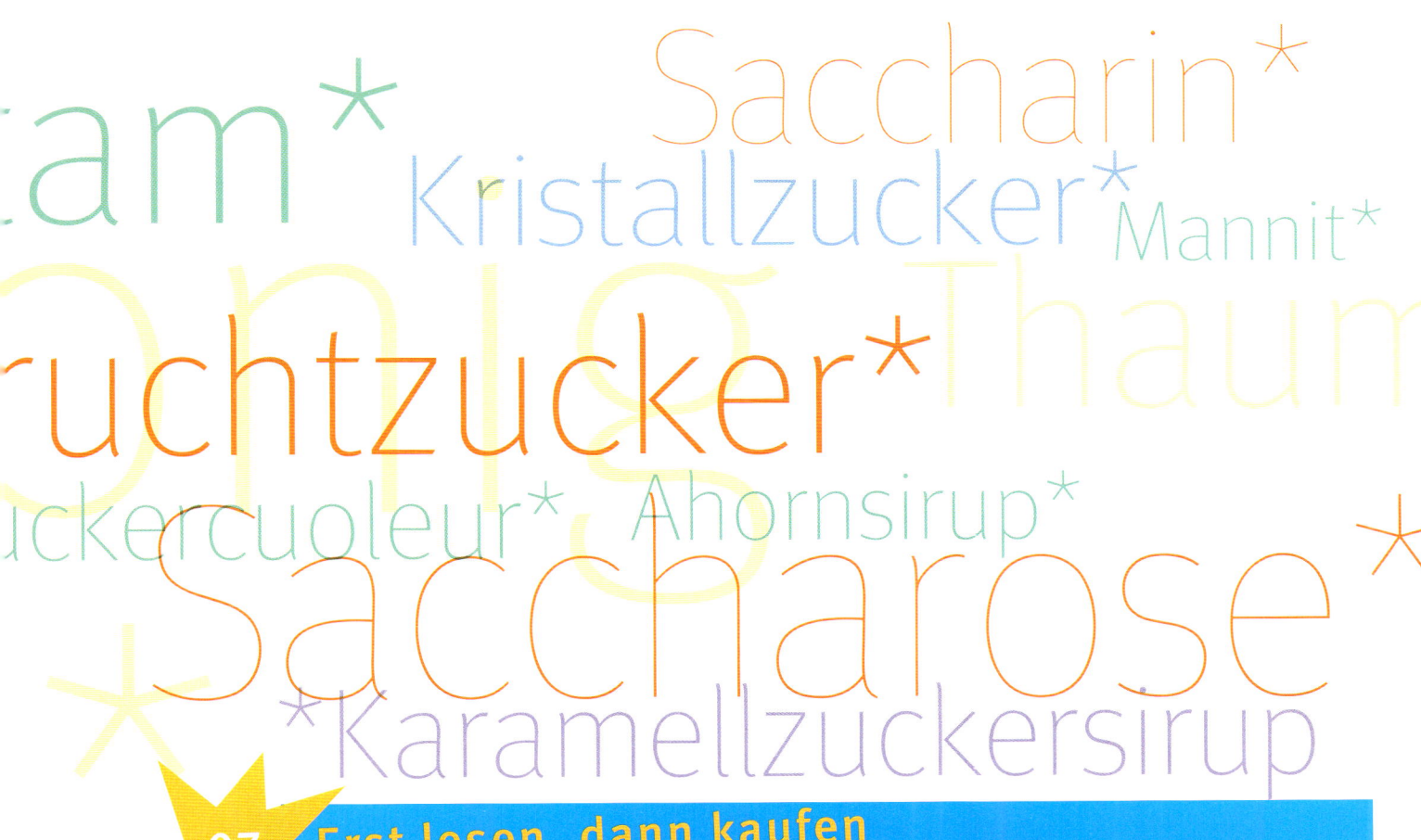

tam* Saccharin*

Kristallzucker* Mannit*

onig Thaum

ruchtzucker*

uckercuoleur* Ahornsirup*

Saccharose*

*Karamellzuckersirup

07 Erst lesen, dann kaufen

✶ = *süß*. Hinter all diesen Begriffen verbergen sich Zuckerarten oder Süßstoffe. Sie sind oft geschickt in Lebensmitteln versteckt, meist da, wo man sie gar nicht erwartet. Süß ist wie Fett ein Geschmacksverstärker. Achten Sie auf versteckte Zucker! Besonders häufig kommen vor: Glucose, Saccharose und Glucosesirup.

fructose

6*

08 **Wissen ist Macht**

Sind Sie schon aufgeklärt? Bitte kreuzen Sie an!

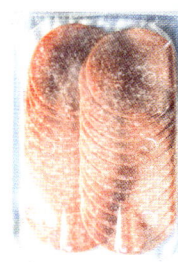

1 In welchem dieser Produkte steckt Zucker?

☐ Feinkostsalate

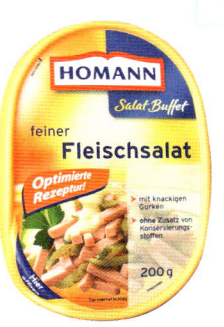

☐ Ketchup

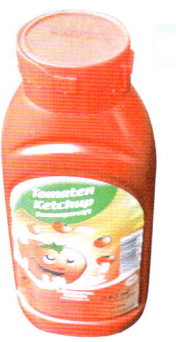

☐ Milchprodukte

☐ Wurstwaren

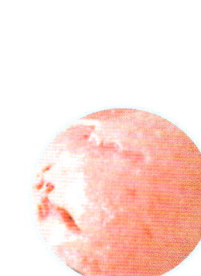

☐ Fertiggerichte

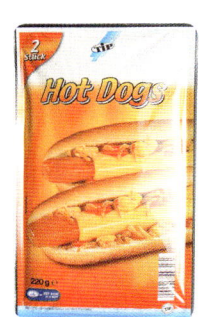

☐ Eis

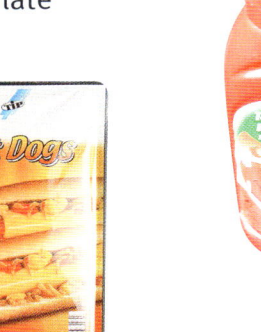 Hot Dogs

☐ Tütensuppen

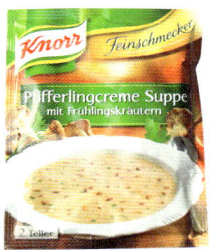

☐ Gebäck

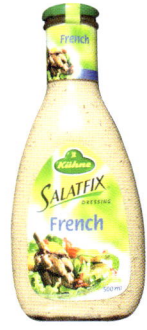

☐ Salatdressings

☐ Müsliriegel

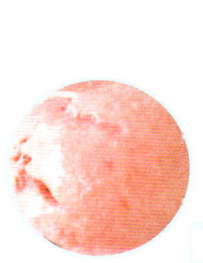

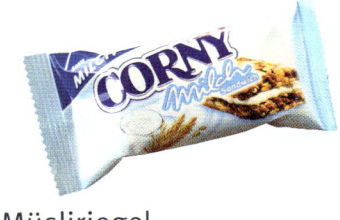

Sind Sie schon aufgeklärt?
Bitte kreuzen Sie an!

2 An welchen Wortstämmen können Sie ablesen, dass Zucker im Spiel ist?

☐ *-carbonat*　☐ *-ose*　☐ *-dextro-*　☐ *-essig*　☐ *Racchar-*

☐ *-sirup*　☐ *Karamell-*　☐ *-molke-*　☐ *-dextrin*

3 SELBSTTEST Soll ich lieber Süßstoff nehmen, wenn ich abnehmen will?

Süßstoff ist verführerisch. Keine Kalorien bei voller Süßkraft und das Versprechen, ohne Verzicht abzunehmen. Jedoch gibt es immer wieder Stimmen, die sagen, dass man von Süßstoff erst recht Hunger bekommt. Wie ist das bei Ihnen?

Machen Sie den Selbsttest: Trinken Sie auf nüchternen Magen ein Glas Cola Light oder ein anderes mit Süßstoff gesüßtes Getränk und warten Sie ab, was passiert.

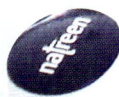

Haben Sie's gewusst?

zu ❶ Wenn Sie hier alles angekreuzt haben, liegen Sie genau richtig.
Der Pro-Kopf-Verbrauch an Zucker liegt in Deutschland jedes Jahr bei über 35 kg, das sind jeden Tag fast 100 g. Das meiste davon als versteckte Zucker in verarbeiteten Lebensmitteln.

zu ❷ *Zucker erkennen Sie an den Wortstämmen -ose, -dextro, -dextrin, -sirup, Sacchar-, Karamell-*

zu ❸ Heißhunger? *Wenn Sie nach ca. 10 bis 20 Minuten hungrig werden, gehören Sie zu den 15 bis 20 % der Menschen, die auf Süßstoff mit Heißhunger reagieren. Bei diesen bewirkt alleine der süße Geschmack auf der Zunge eine Insulinausschüttung. Insulin senkt den Blutzucker und das wiederum führt zu Hunger. Lassen Sie in diesem Fall die Finger von Süßstoffen oder verwenden Sie die Kunstsüße nur im Rahmen von Mahlzeiten.*

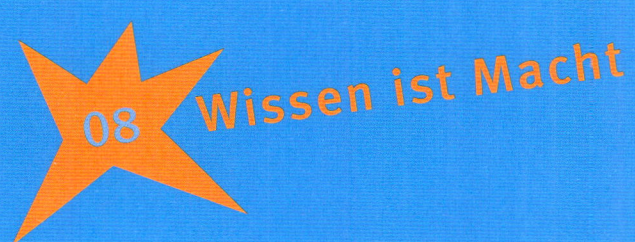

08 Wissen ist Macht

Hitliste der leeren Kalorien

In diesen Lebensmitteln finden Sie nur leere Kalorien aus Alkohol, gesättigtem Fett oder Zucker. Keine Vitamine, Mineralstoffe oder irgendetwas, das der Körper wirklich braucht.

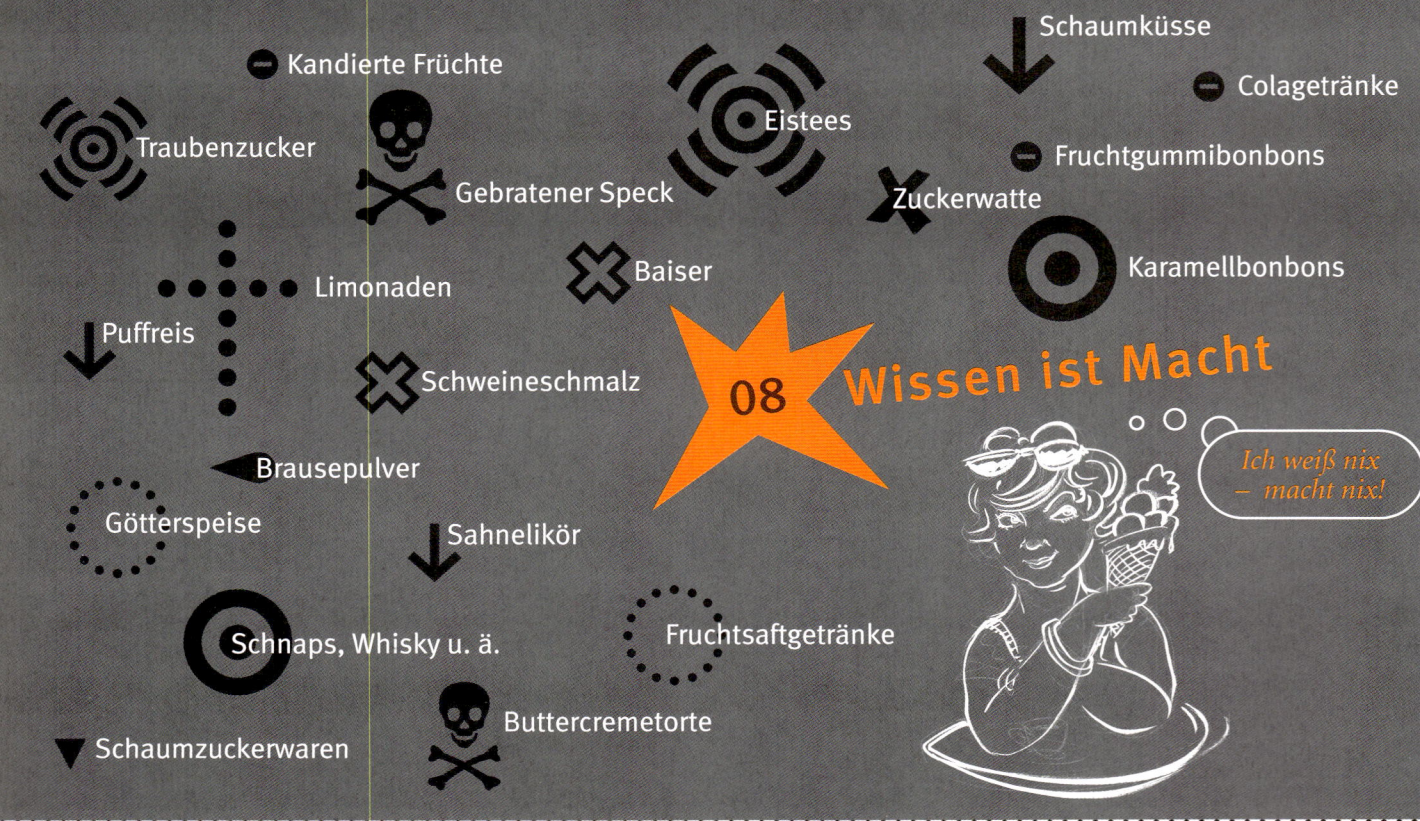

Kandierte Früchte

Schaumküsse

Colagetränke

Traubenzucker

Eistees

Fruchtgummibonbons

Gebratener Speck

Zuckerwatte

Baiser

Karamellbonbons

Limonaden

Puffreis

Schweineschmalz

08 Wissen ist Macht

Brausepulver

Ich weiß nix – macht nix!

Götterspeise

Sahnelikör

Schnaps, Whisky u. ä.

Fruchtsaftgetränke

Schaumzuckerwaren

Buttercremetorte

20 Lebensmittel, mit denen Sie garantiert nicht zunehmen

Tomaten

Tofu

Gemüsebrühe

Chicorée

Blattsalate

Gemüsesuppe

Sprossen

Spargel

Magerquark, evtl. mit Kräutern

Eingelegte Gurken

Radieschen, Rettich

Tomatensaft (verdünnt)

Zitrone

Selleriestangen

Paprika

Gurken

Pfifferlinge

Sauerkraut

Gemüsesaft (verdünnt)

Rhabarber

NOCH MEHR TIPPS

Die folgenden Lebensmittel haben zwar schon etwas mehr Kalorien, sind aber dennoch zum Verzehr beim Abnehmen optimal geeignet:

- Johannisbeeren, Heidelbeeren, Brombeeren, Himbeeren – frisch als Obst der Saison
- Mixed Pickles o. ä. Gemüse aus der Dose
- Alle anderen Gemüsesorten, z. B. Zucchini, Blumenkohl, Fenchel, Artischocken

Die Light-Lüge

*Eigentlich eine **Schweinerei**:*
Manche Wurst nennt sich »Diät«, enthält aber genauso viel Fett wie
ganz normale Schlagsahne!

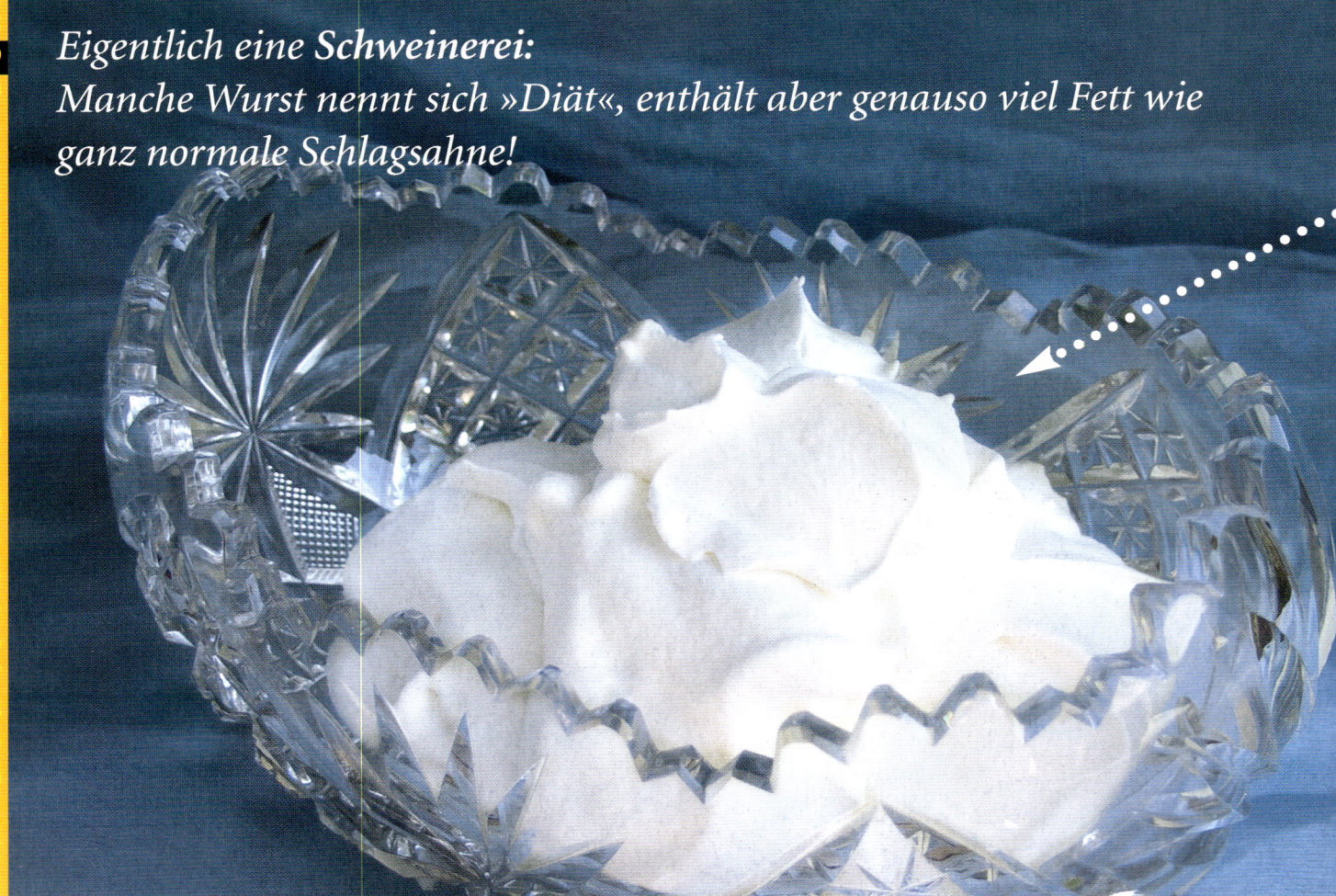

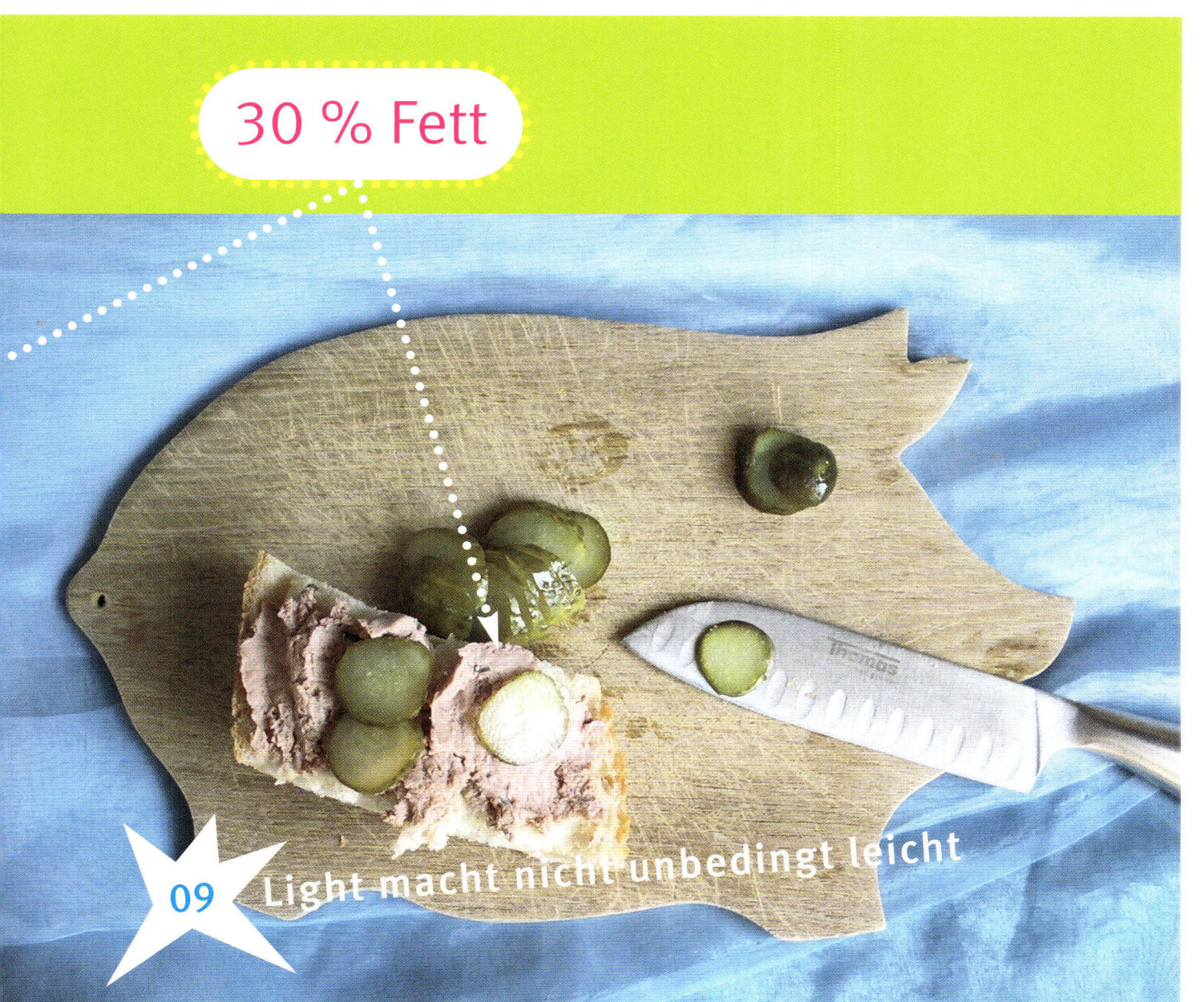

30 % Fett

09 Light macht nicht unbedingt leicht

»Ich bin's so Light«

Hier geht's um die Wurst

Vom Nutzen und
Nicht-Nutzen
der »Leid«-Produkte

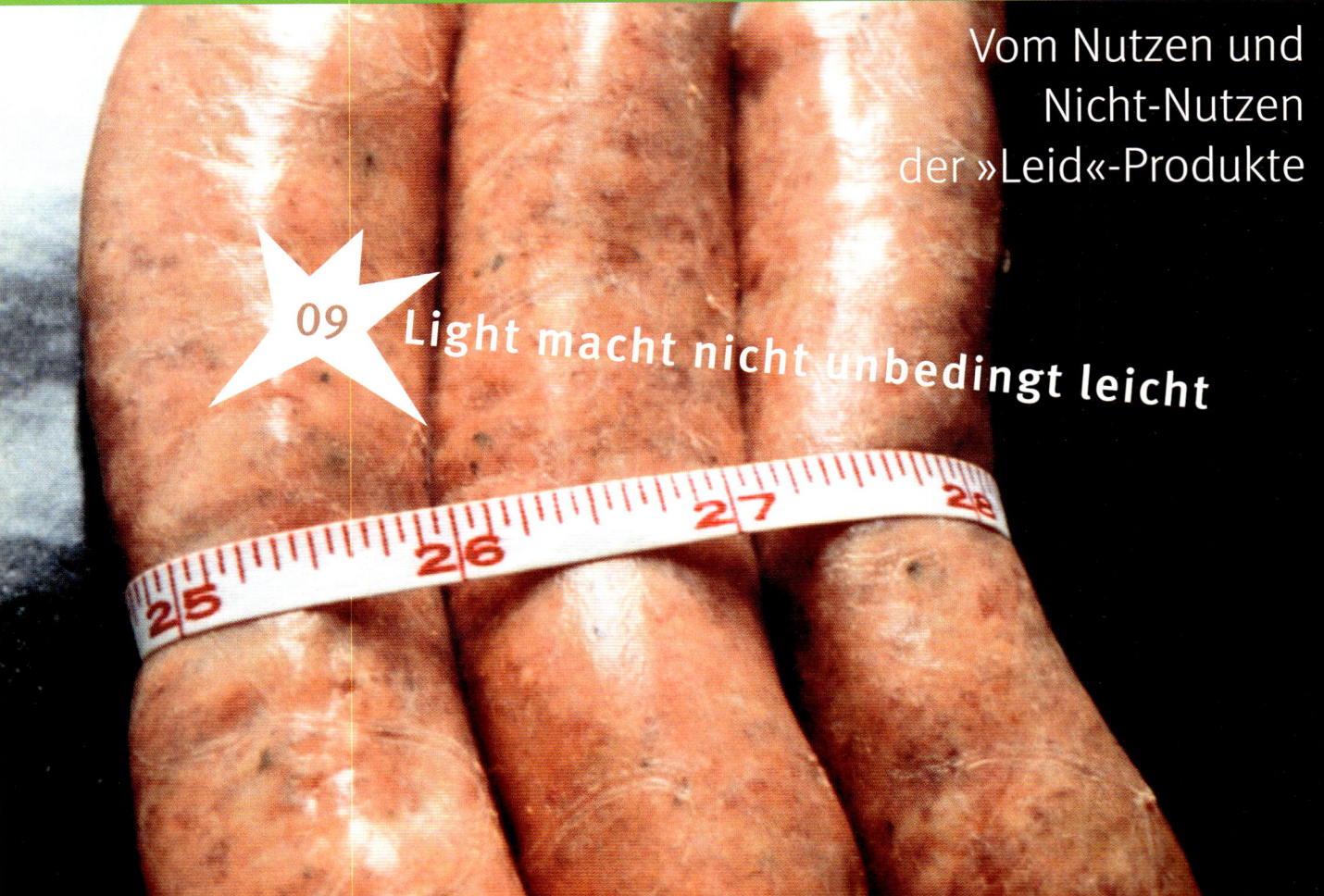

09 Light macht nicht unbedingt leicht

Wird ein Produkt »**Fett-light**« angeboten, lohnt sich das oft nicht, wenn Sie wirklich fettarm essen möchten. Denn das, was in der Regel als fettreduziert angeboten wird, ist lediglich die **leicht abgefettete** Variante eines **sehr fetten** Produktes: zum Beispiel Leberwurst oder Salami.

Wählen Sie lieber Produkte, die von Natur aus fettarm sind:
mageren Schinken, Corned Beef, Putenbrust, Kasseler …

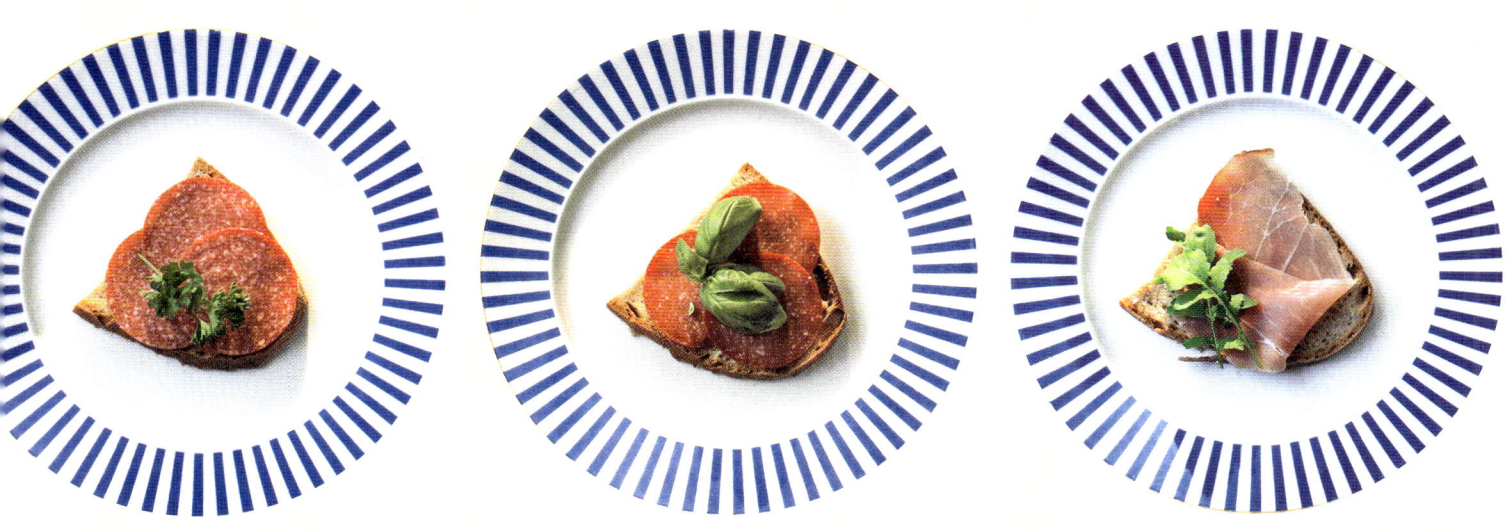

Salami
45 % Fett

Salami light
19 % Fett

Schinken
3 % Fett

Fettarm = kalorienarm?

Nein, denn irgendwo muss der Geschmack herkommen.
Und Fett ist einer der wichtigsten Geschmacksträger in der Nahrung.

*Joghurts zum Beispiel enthalten Fett vor allem, damit sie cremig sind und ein angenehmes, leckeres Gefühl im Mund erzeugen. Wenn das Fett fehlt, müssen sich die Lebensmitteldesigner etwas anderes einfallen lassen. Oft wird dann mit Ersatz-stoffen aus Kohlenhydraten und Eiweiß gearbeitet, die das angenehme Mundgefühl erzeugen sollen. **Nichts schmeckt halt auch nicht.***

Daher: Nur weil »light« oder weniger-von-irgendwas draufsteht, heißt das nicht unbedingt, dass das Produkt weniger Kalorien hat.

Extra-Tipp: Wenn Sie einen Joghurt mit wenig Zucker wollen, der trotzdem süß schmeckt, greifen Sie zur Natur-Variante und verfeinern die mit frischen Früchten.

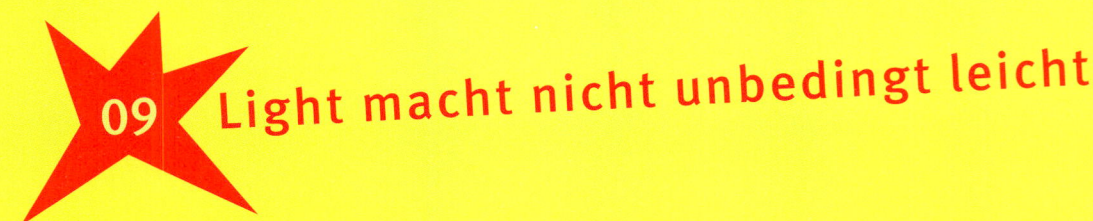

09 Light macht nicht unbedingt leicht

Fettarmer Joghurt 1,5 %:

Zutaten:
Joghurt mild

Extra fettarmer Joghurt 0,1 %

Zutaten:
Joghurt mild
Milcheiweißerzeugnis
Milchzucker
Molkenerzeugnis

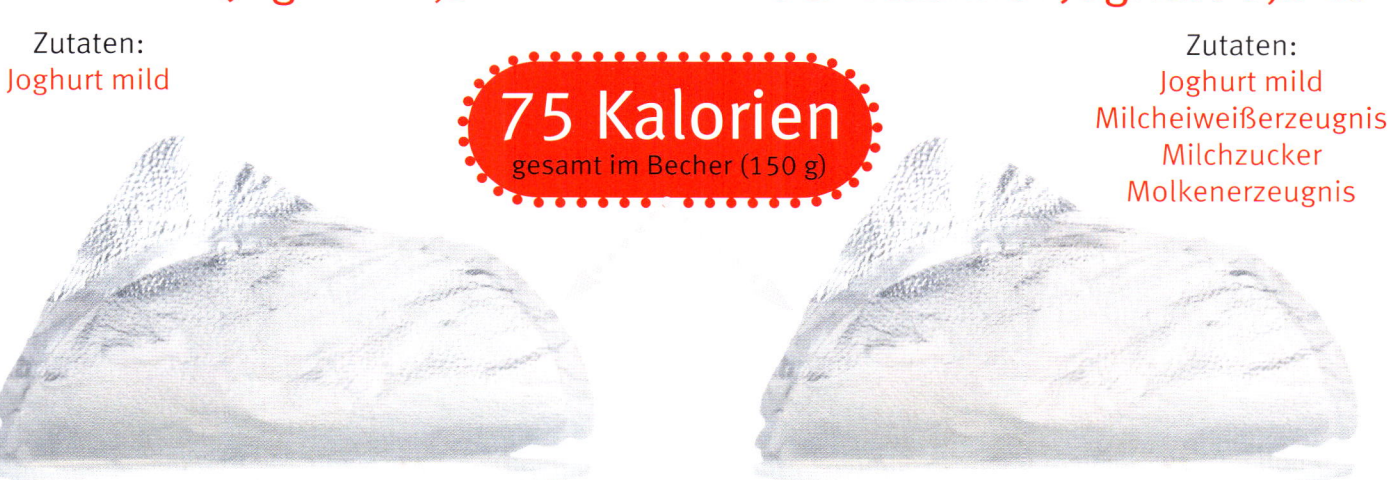

75 Kalorien
gesamt im Becher (150 g)

Kalorien
aus Kohlenhydraten: 42 %

Kalorien
aus Kohlenhydraten: 45 %

Kalorien
aus Eiweiß: 33 %

Kalorien
aus Eiweiß: 53 %

Kalorien
aus Fett: 25 %

Kalorien aus Fett: 2 %

Wollen SIE schlank werden

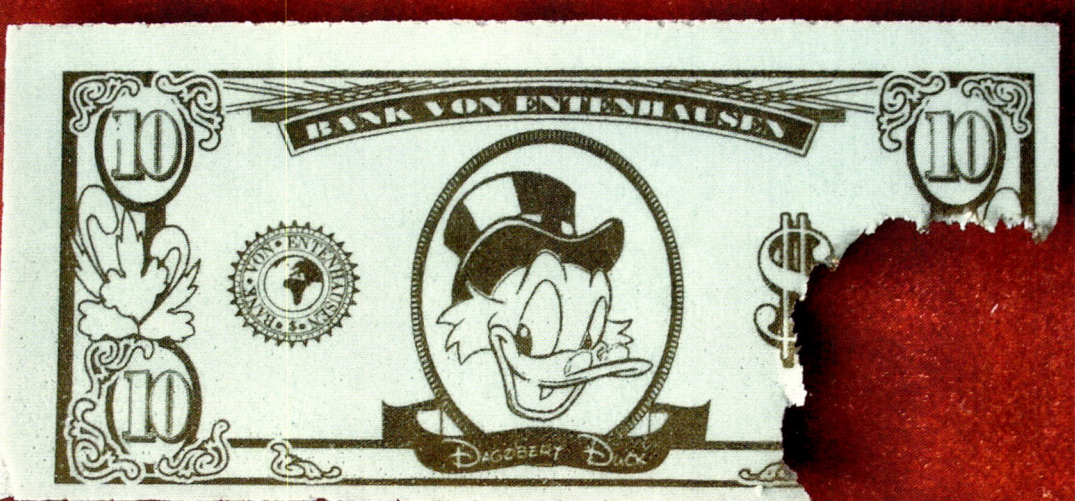

Diät-Produkte sind oft viel teuerer als normale und helfen nicht beim Abnehmen.

Die Bezeichnung »Diät« auf einem Lebensmittel heißt keineswegs, dass dieser Artikel zum Abnehmen geeignet ist. Es bedeutet lediglich, dass statt normalem Haushaltszucker Fruchtzucker oder andere Zuckerersatzstoffe enthalten sind und dieses Produkt **für Diabetiker** gedacht ist. Aktuellen Erkenntnissen zufolge sollten allerdings übergewichtige Diabetiker (und das sind die meisten) diese Produkte auch nicht essen, weil sie genauso viele Kalorien enthalten wie normale Süßigkeiten und teilweise noch mehr Fett.

* Die abgebildeten Produkte stehen beispielhaft für die Produktgruppe

oder Ihr Geldbeutel?

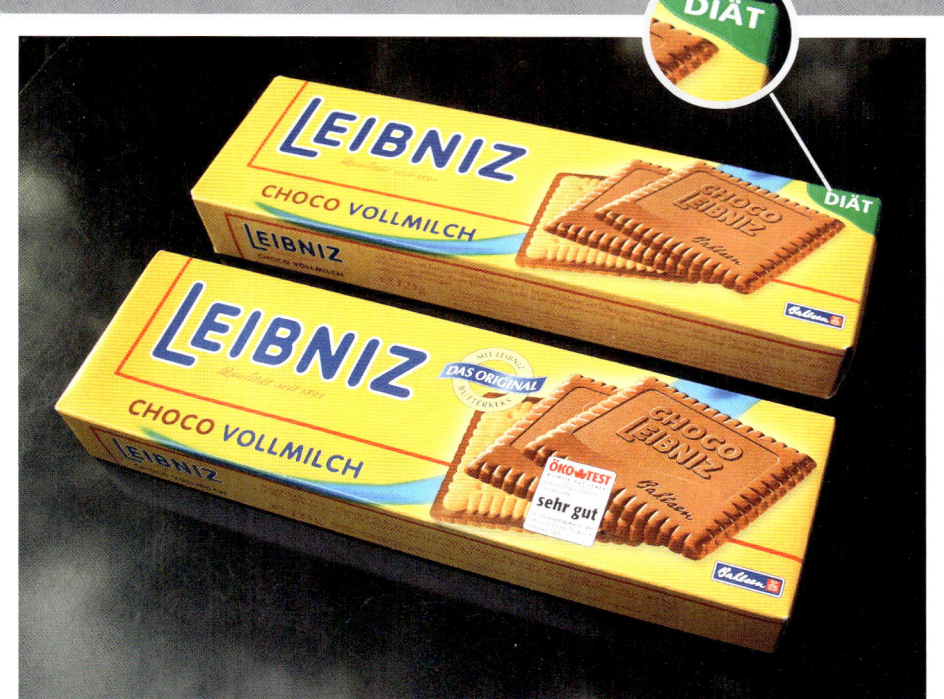

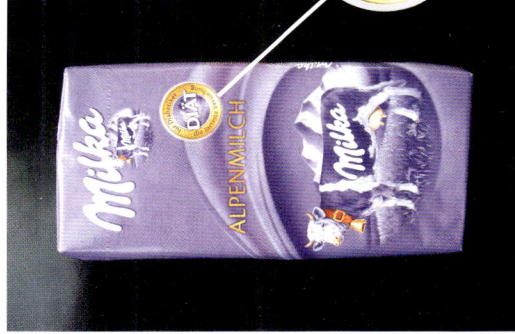

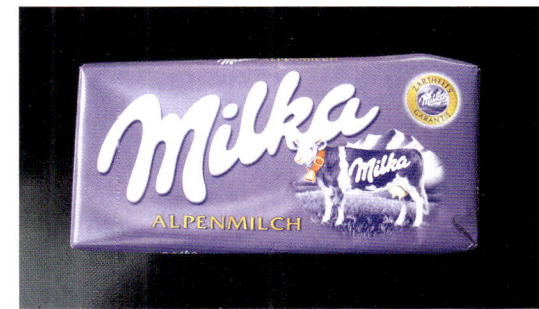

Light macht nicht unbedingt leicht

Stimmt das Preis-Leistungsverhältnis?

Produkt	Preis normal	Preis Diät
Butterkekse	1,09 Euro	2,19 Euro
Schokolade	0,69 Euro	1,09 Euro

Wenn Ecken rund machen

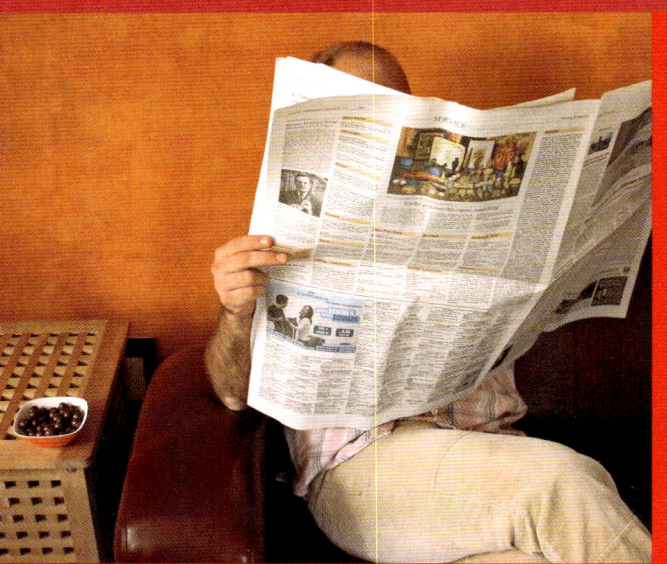

Achten Sie darauf, dass Sie nicht essen, während Sie auf oder durch etwas Viereckiges schauen, also wenn Sie
- *am Computer arbeiten*
- *in den Fernseher schauen*
- *Auto fahren*
- *ein Buch lesen*
- *aus dem Fenster schauen und dabei zum Beispiel telefonieren*
- *Zeitung lesen*
-
-
-

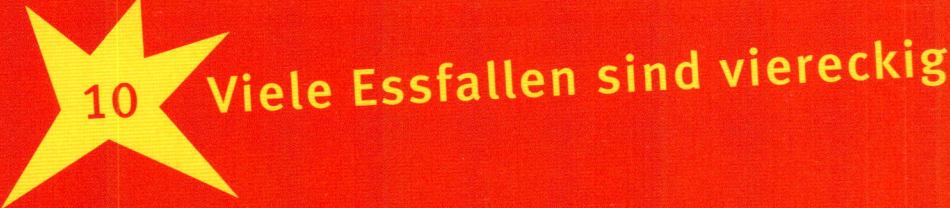

10 Viele Essfallen sind viereckig

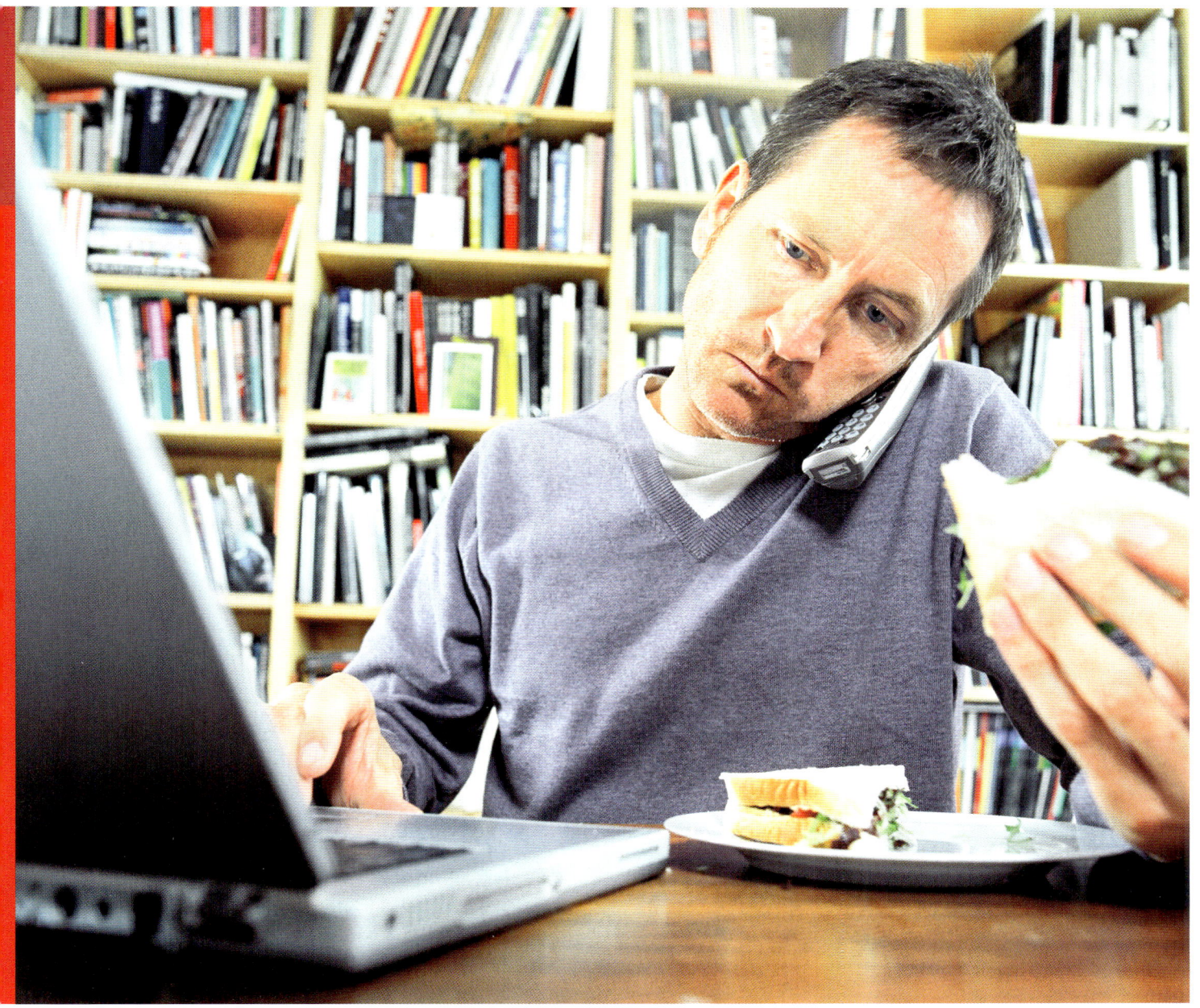

Vorsicht Ecke!

Besonders gefährlich wird es, wenn Sie durch etwas Viereckiges schauen – und dabei auch noch etwas Viereckiges essen: Lebensmittel mit Ecken sind meist industriell hergestellt und stark verarbeitet.

Die Natur hat keine Ecken in Essbarem vorgesehen.

In vielen eckigen Lebensmitteln lauern versteckte Fette, reiner Zucker, Zusatzstoffe oder sonstige Dickmacher.

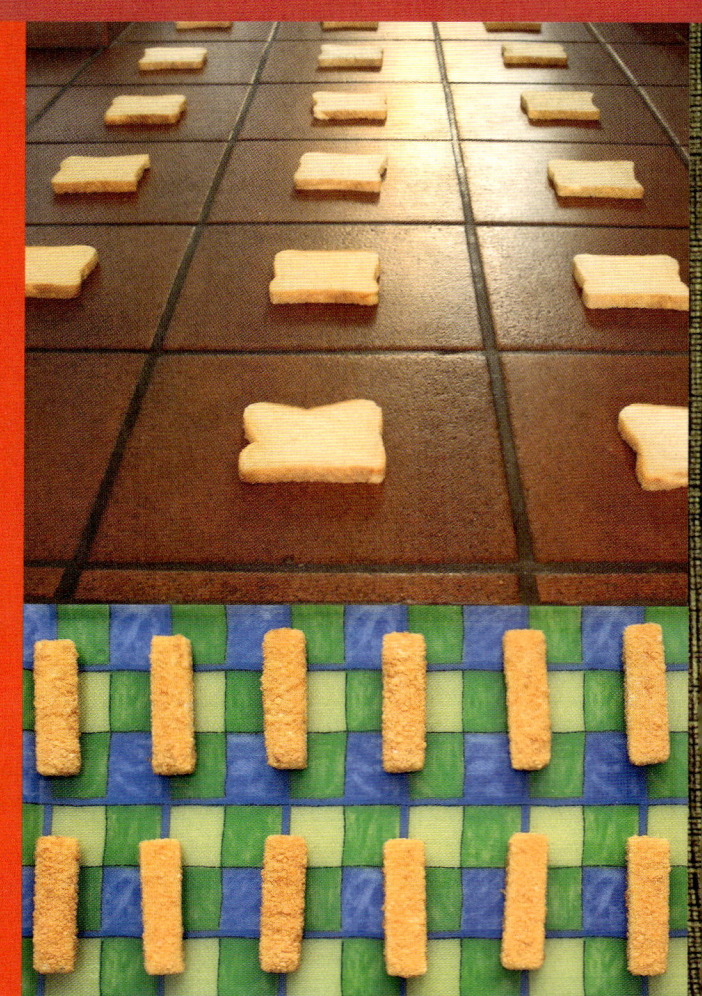

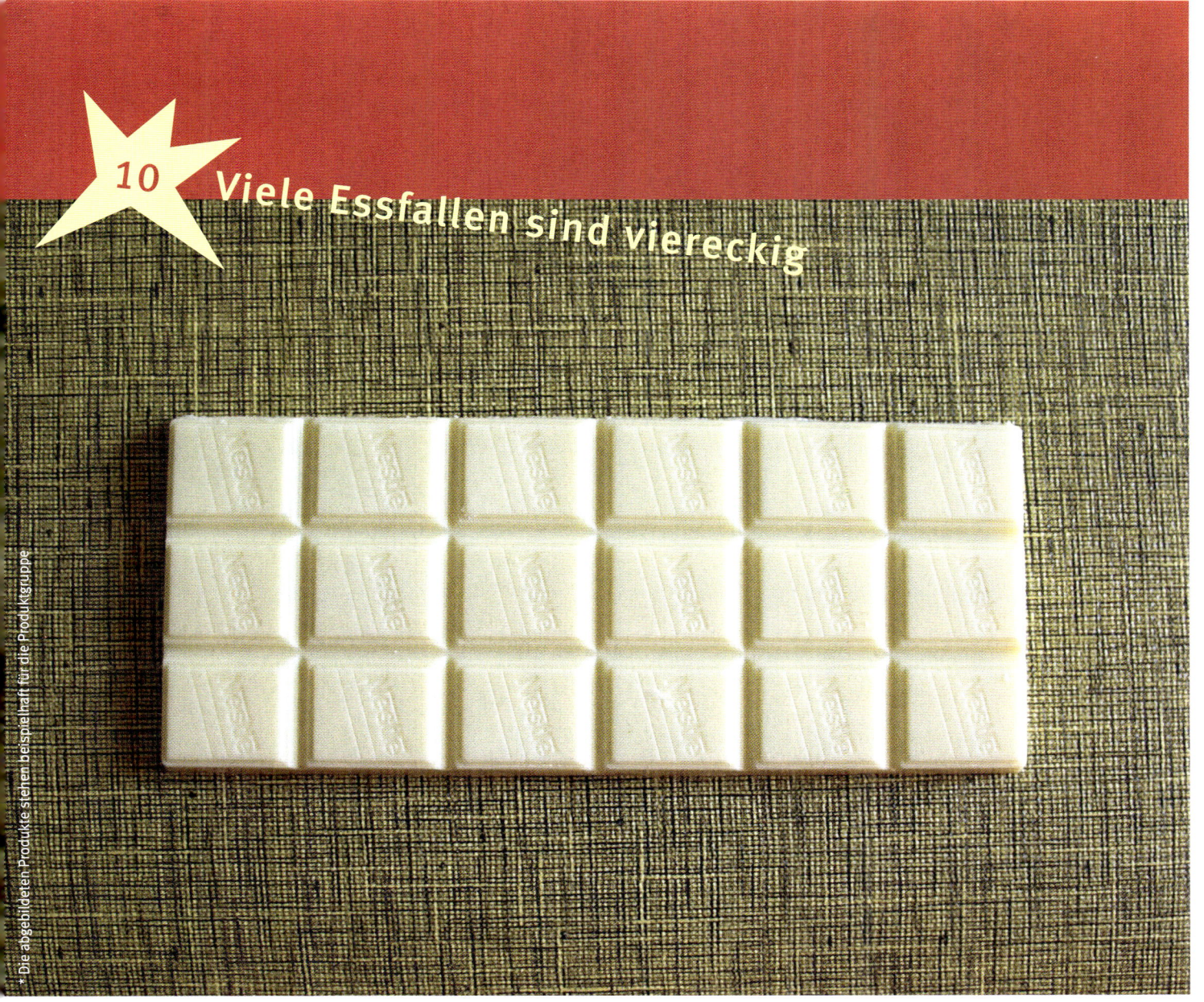

Die Gefahr, die aus der Kälte

Zeige mir deinen Kühlschrank, und ich sage dir, wie viel du wiegst

Mayonnaise:
Da wäre eine Joghurt-Variante besser.

Das Süßigkeiten-Depot:
So viele Kalorien auf so engem Raum!

Milchprodukte für Kinder:
Zählen eigentlich zu den Süßigkeiten.

Bockwurst, Fleischsalat, extrafetter Käse:
Es gibt Alternativen!

Soft-Drinks:
Enthalten Zucker Zucker Zucker Zucker Zucker Zucker Zucker Zucker Zucker Zucker Z...

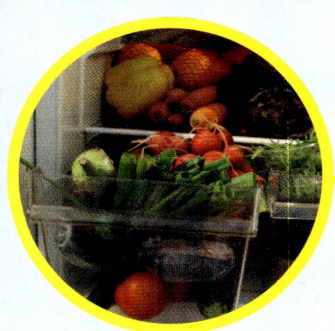

Erdbeermilch:
Man kann seine Mahlzeiten auch trinken.
Zumindest kalorientechnisch.

Das Gemüsefach:
Machen Sie es nicht zum Bierdepot!

Eistee:
Welches Teekraut steckt denn da drin?

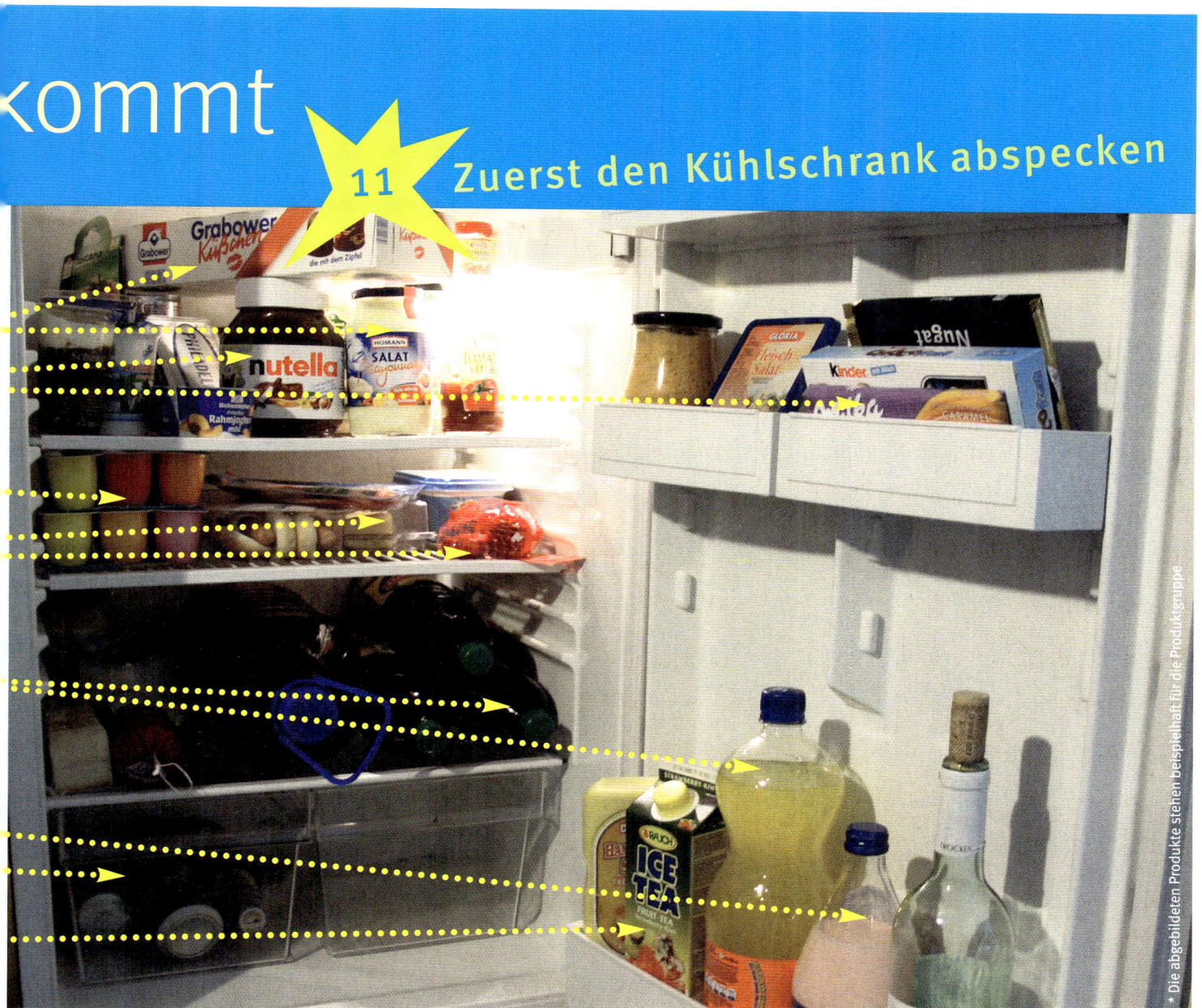

11 Zuerst den Kühlschrank abspecken

100 Gramm sind nicht gleich 100 Gramm

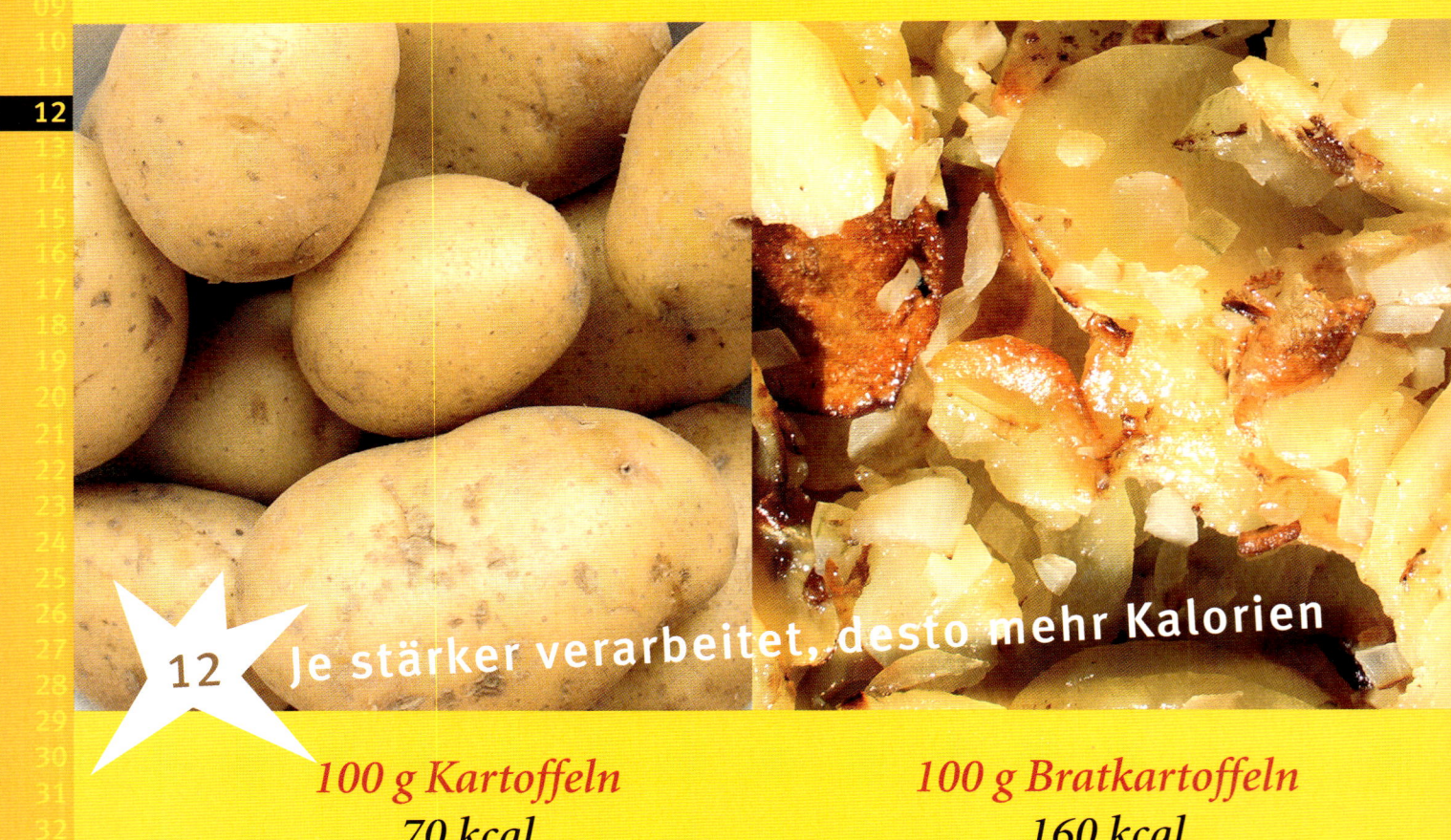

12 ▸ Je stärker verarbeitet, desto mehr Kalorien

100 g Kartoffeln
70 kcal

100 g Bratkartoffeln
160 kcal

Zumindest nicht, wenn man die Energiedichte verschiedener Lebens-mittel betrachtet. **Energiedichte bedeutet: Kalorien pro Gramm (kcal/g). Je stärker ein Produkt verarbeitet ist, desto höher ist in der Regel die Energiedichte.**

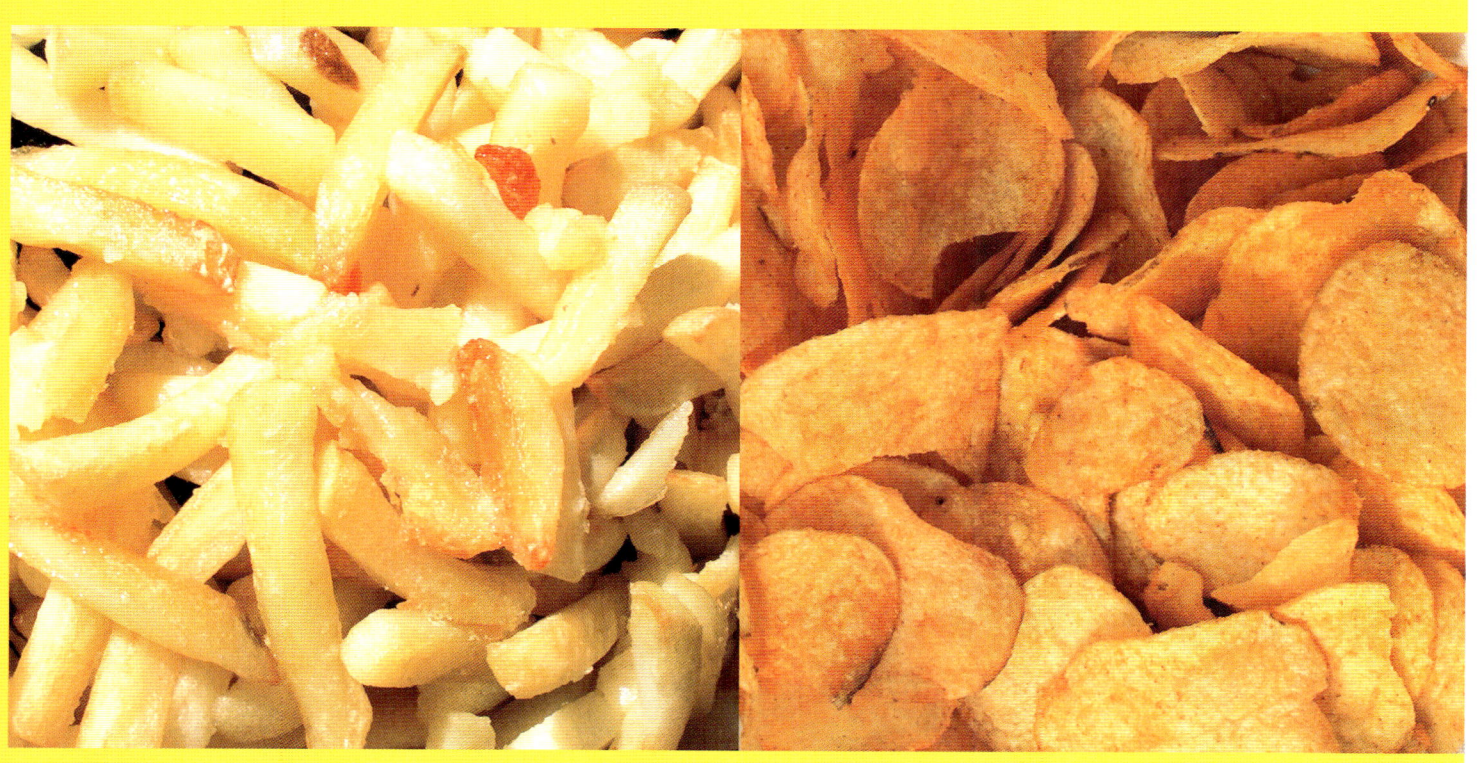

100 g Pommes
293 kcal

100 g Chips
540 kcal

40 Trauben sind gleich

Es sind nicht nur die Kalorien, die satt machen, sondern in erster Linie das Volumen. Je besser Ihr Magen gefüllt ist, desto satter werden Sie sich fühlen.

Beim Abnehmen hilft es Ihnen deshalb, wenn Sie möglichst Lebensmittel essen, die den Magen füllen und gleichzeitig wenig Kalorien haben. Welche das sind? Volumen entsteht in erster Linie durch Wasser: Besonders volumenreich sind daher Obst und Gemüse. Der Unterschied zwischen Weintrauben und Rosinen zum Beispiel liegt lediglich im Wassergehalt.

*Und: **Was macht Sie wohl eher satt – 40 Trauben oder 40 Rosinen?***

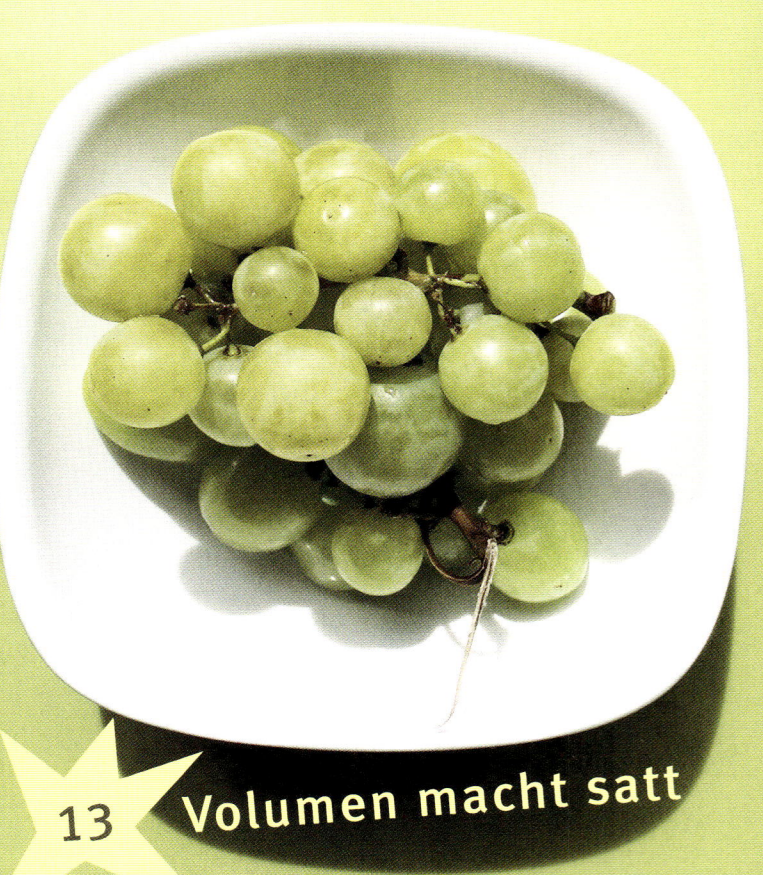

13 **Volumen macht satt**

40 Trauben. Oder?

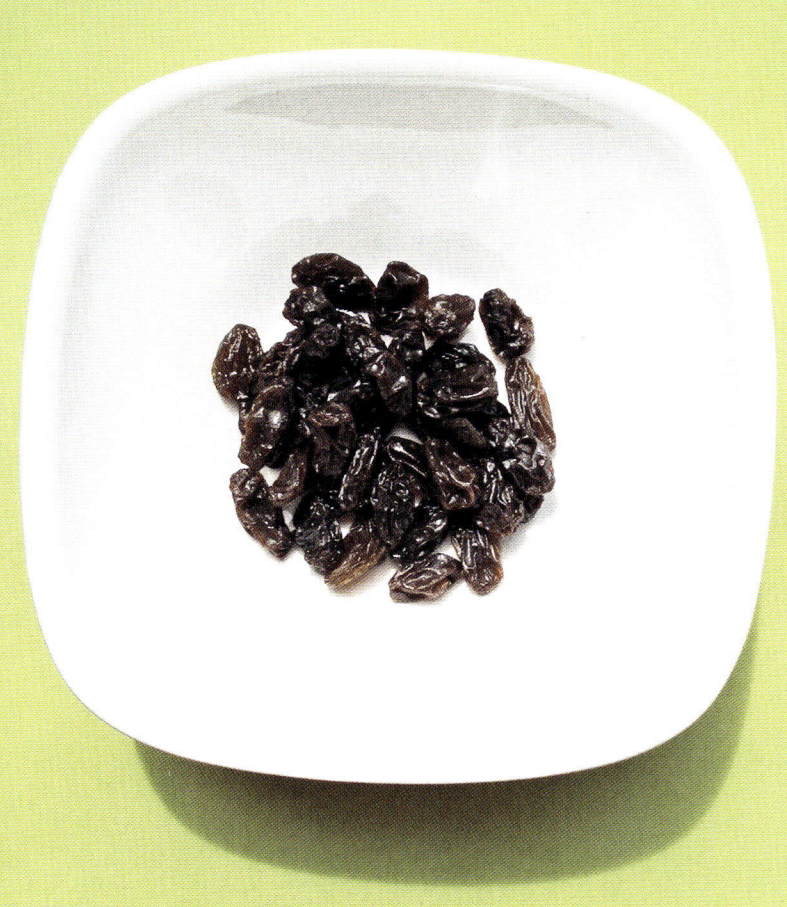

Der Suppenkaspar-Tipp

In einem Experiment bekam eine Gruppe von Menschen ein normal gekochtes Gericht mit einem Glas Wasser angeboten. Die andere Gruppe erhielt das gleiche Gericht – mit dem Wasser als Suppe püriert.
Ergebnis: Die zweite Gruppe war wesentlich länger satt als die erste.

*Wasser **im** Lebensmittel sättigt also besser, als wenn es nur dazu getrunken wird.*

Sie haben die Wahl:

Klein und fett – oder groß und leicht?

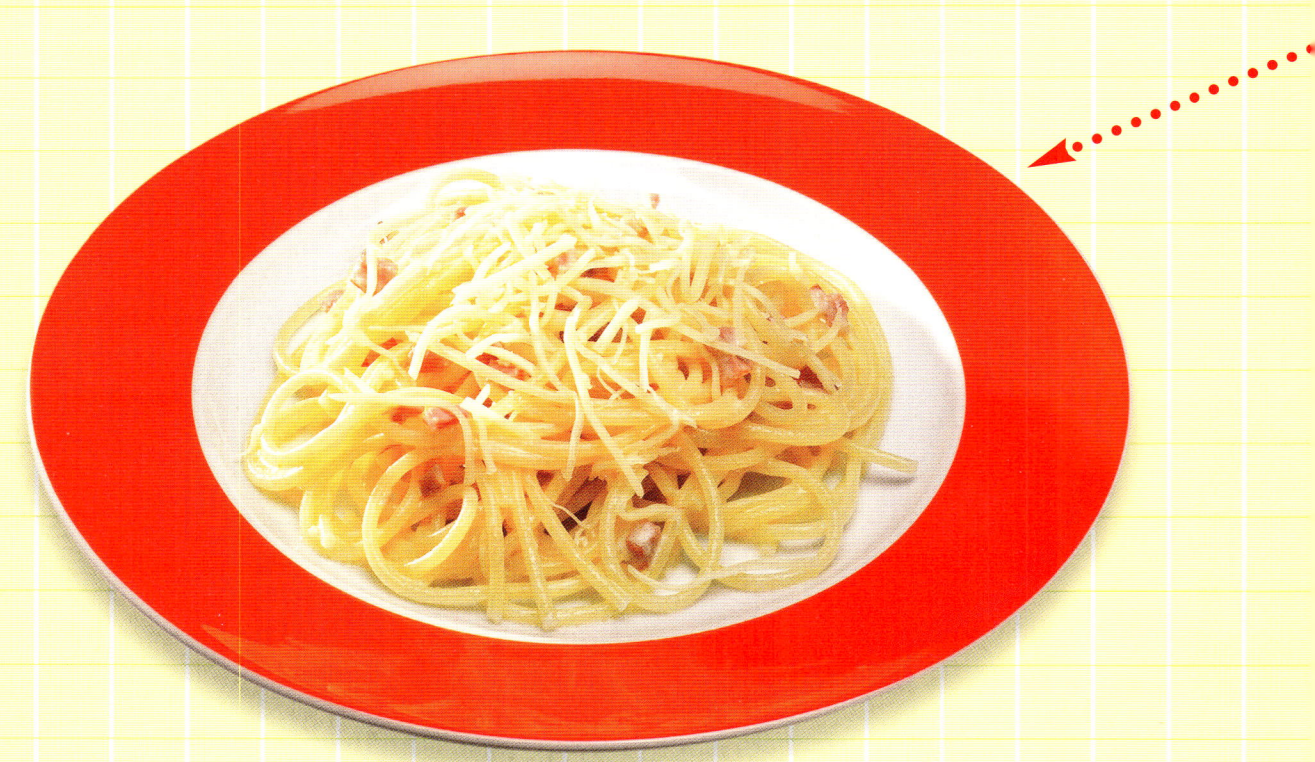

½ Portion Schinken-Spaghetti mit Käse

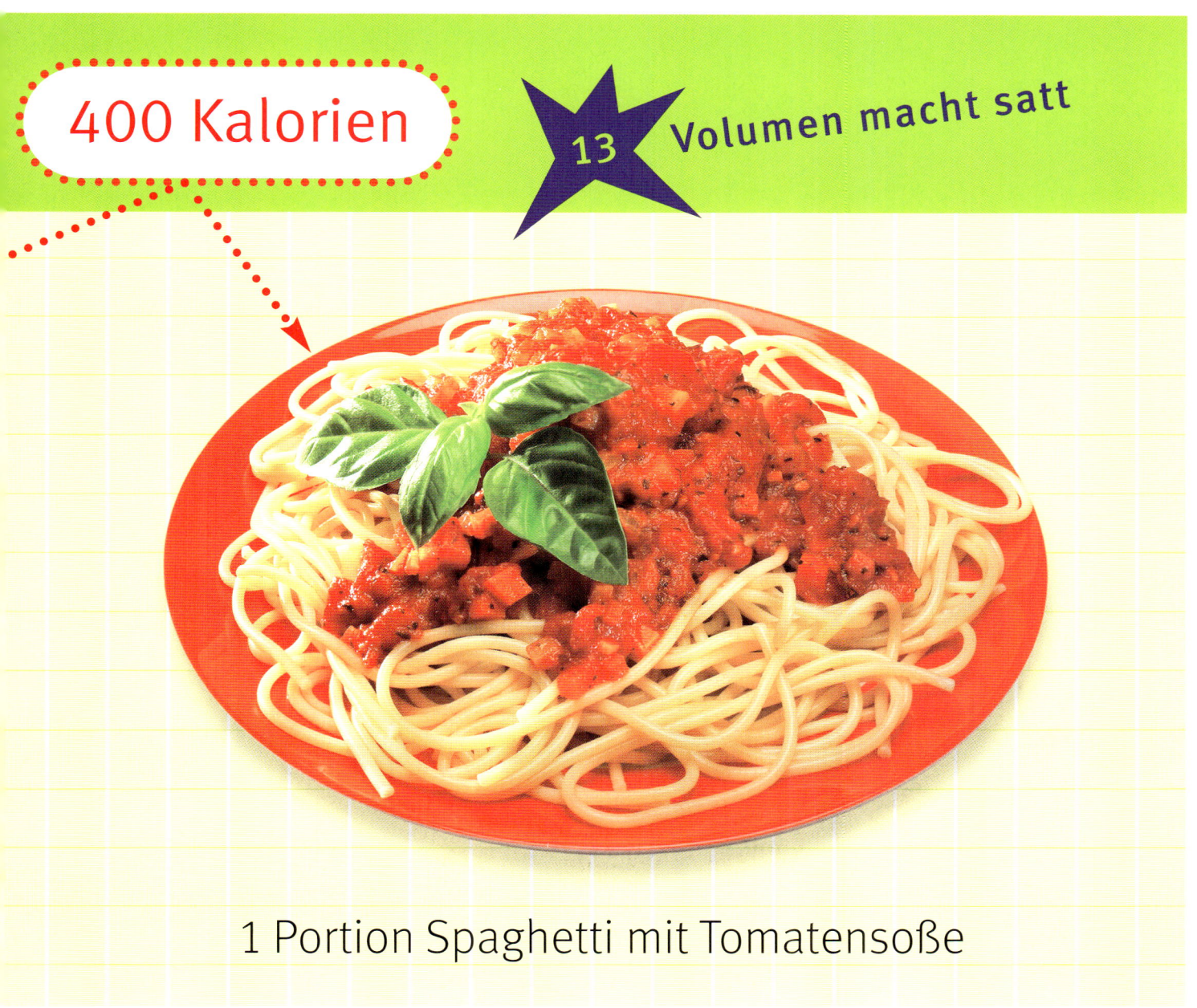

400 Kalorien

13 Volumen macht satt

1 Portion Spaghetti mit Tomatensoße

Sie haben die Wahl:

Fett und cremig oder fruchtig und frisch?

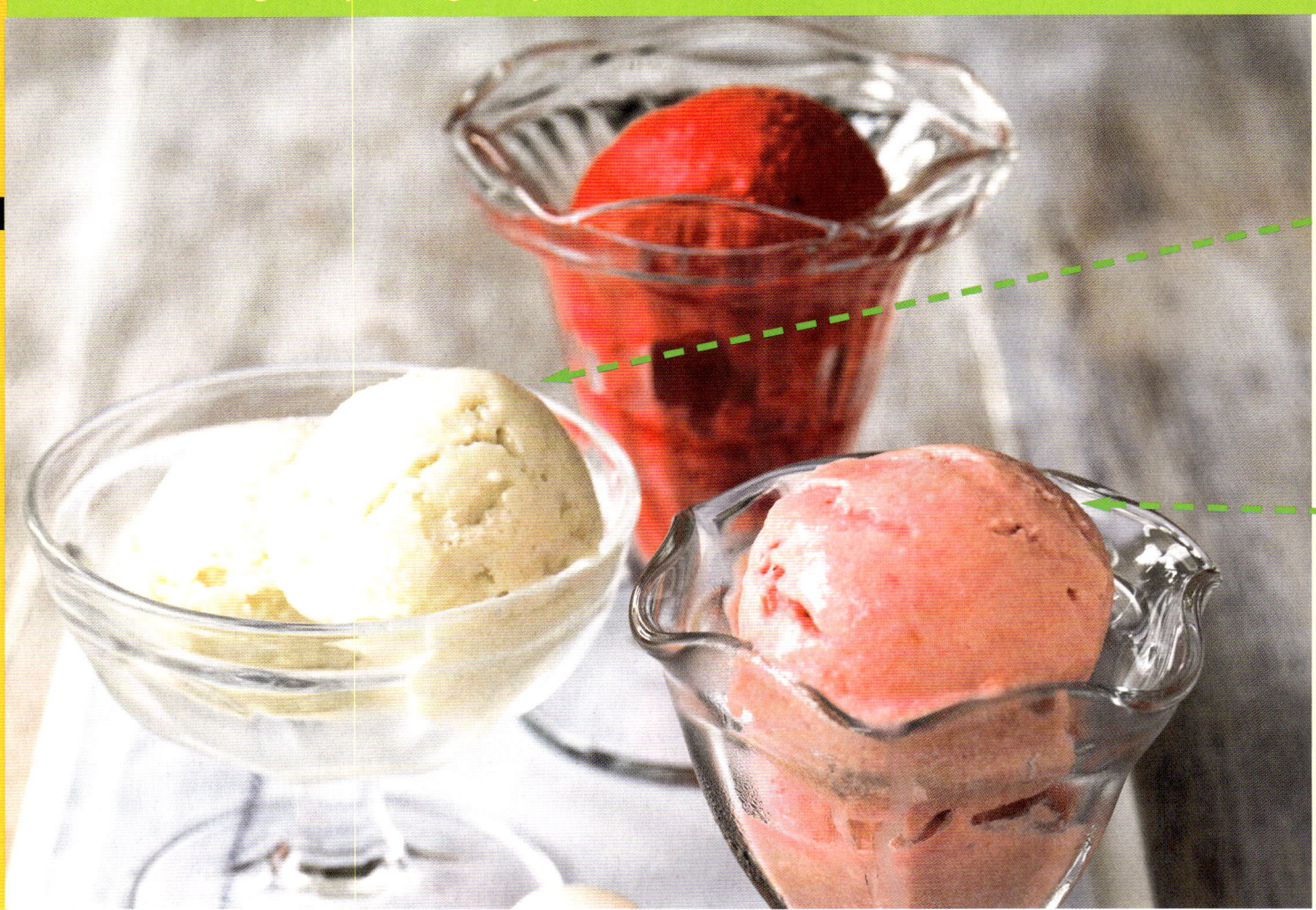

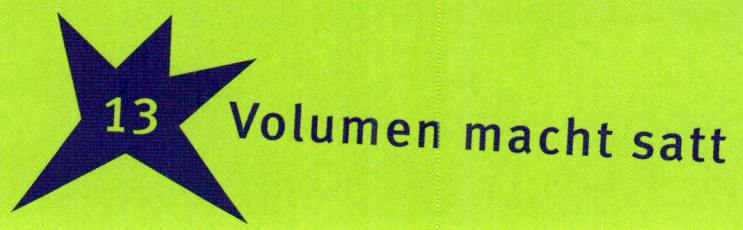

165 Kalorien pro Kugel
stecken in einem Sahneeis
dank Milch, Sahne, Nuss- und Kokosfett.

90 Kalorien pro Kugel
stecken in
einem Fruchteis.

Wasser erhöht das Volumen, Fett verringert das Volumen.
Hoher Fettgehalt bedeutet viele Kalorien auf kleinstem Raum.
Wenn Sie abnehmen und sich trotzdem die kalte Kugel geben
wollen, entscheiden Sie sich für Fruchteis.

Rezept zum Dickwerden: Winterspeck anfuttern

Wieso wird der Mensch dick?

Oft nicht nur allein deshalb, weil er zu viel isst. Sondern auch, weil er genau das isst, was ihn am besten dick macht. Nämlich alles, was Zucker und Fett zugleich enthält. Denn diese Lebensmittel sind geradezu dafür gemacht, Polster für drohende Hungerperioden aufzubauen! Der Igel macht es vor: Um sich seinen Winterspeck anzufuttern, frisst er im Herbst so viele süße, überreife Früchte (=> Zucker) und Nüsse (=> Fett), wie er nur finden kann.

Aber warum machen Zucker und Fett zusammen so dick?

Der Zucker in der Nahrung führt dazu, dass die Bauchspeicheldrüse Insulin ausschüttet. Das Insulin gibt den Körperzellen das Signal, den Zucker einzulagern und weiterzuverarbeiten. Gleichzeitig gibt Insulin auch noch ein Signal an die Fettzellen, Fett einzulagern. Wenn der Igel also Zucker und Fett gleichzeitig isst, lagert er Fett ein und seine Fettzellen werden immer dicker. Während des Winterschlafes kann er dann von diesen Vorräten zehren.

Der Mensch funktioniert genauso. Nur hält er keinen Winterschlaf, in dem die Fettreserven wieder abgebaut werden könnten. Er isst das ganze Jahr über große Mengen zucker- und fetthaltiger Lebensmitteln und füllt auf diese Weise ständig sorgfältig seine Fettzellen weiter auf.

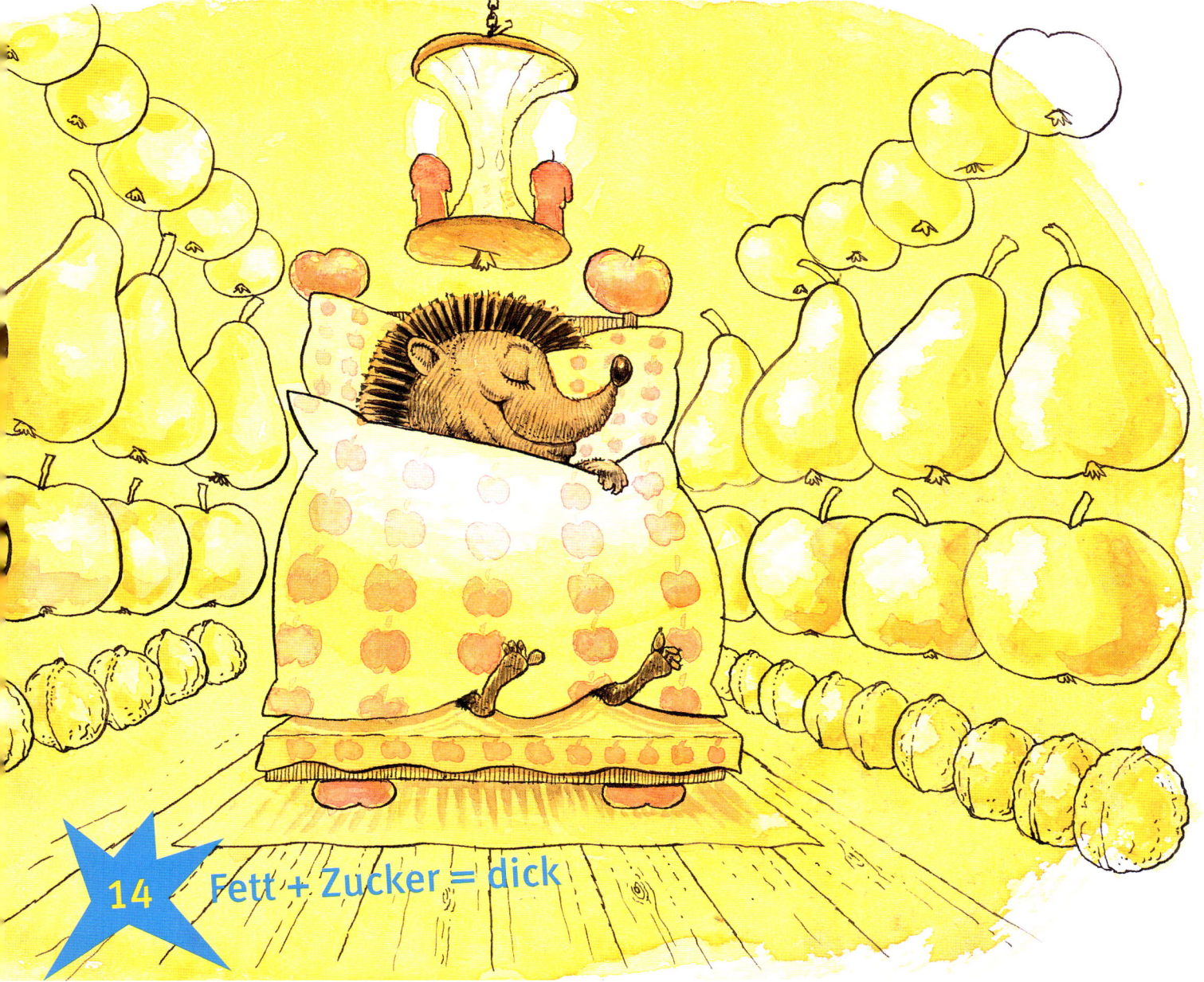

14 Fett + Zucker = dick

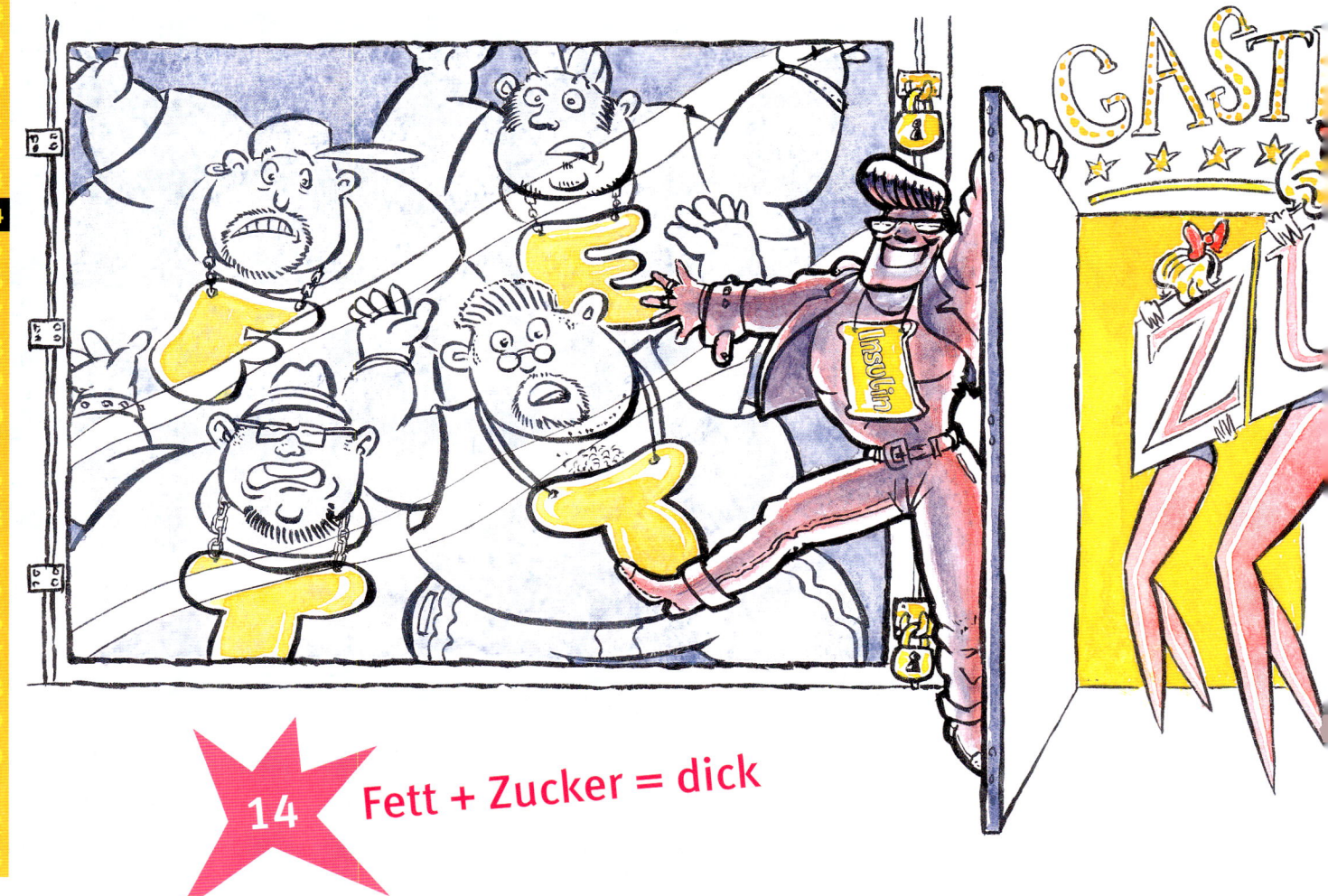

14 Fett + Zucker = dick

Fett nicht im Körper ein!

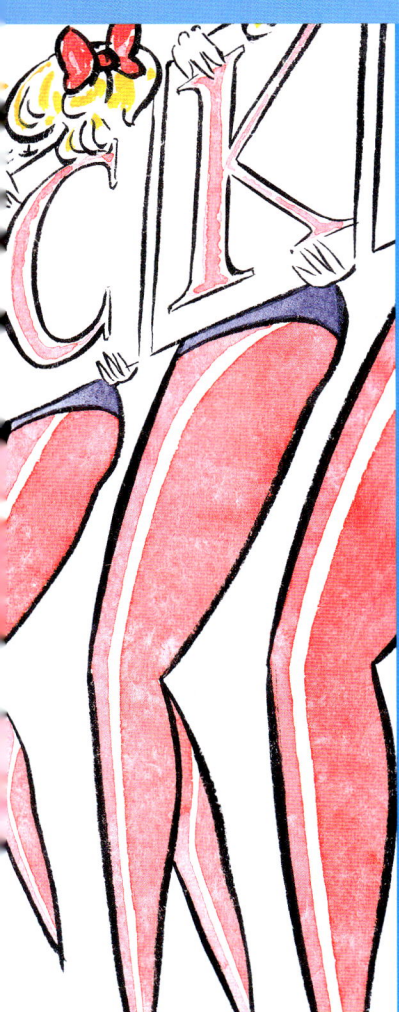

Wenn das Fett einmal in der Zelle ist, kommt es so schnell nicht wieder heraus.

Dafür sorgt wieder das Insulin. Es ist sozusagen der »Zell-Türsteher«, der Nährstoffe in die Zelle einlässt – und dabei gleichzeitig die Ausgangstür versperrt.

Solange Insulin im Blut ist (und das passiert immer, wenn Sie Süßes essen) können also die gespeicherten Fette nicht aus der Zelle raus.

Das bedeutet: Solange Sie Zucker, Süßigkeiten und andere schnell verfügbare Kohlenhydrate essen, können Sie nicht abnehmen!

Daher: Verzichten Sie auf süße Zwischenmahlzeiten und Getränke!

Wir werden nicht dick zwischen

... sondern zwischen Neujahr und Weihnachten 15

Was macht dicker: *Jeden Tag eine Handvoll Gummibärchen zu essen oder an Weihnachten eine Woche lang richtig zu schlemmen, bis der Magen weh tut?*

- Eine Handvoll Gummibärchen jeden Tag zusätzlich sind etwa 50 kcal. Und 365-mal im Jahr sind das 18.250 kcal oder 2,6 Kilo Körperfett.
- Selbst wenn Weihnachten so fällt, dass danach noch ein Sonntag ist und Sie bis Silvester jeden Tag 4000 kcal futtern (also 2000 mehr als sonst und das 7 Tage lang) sind das nur 14.000 kcal zu viel und damit nur 2 Kilo Körperfett.

Fazit: Es sind nicht die wenigen Schlemmertage, die dick machen, sondern die täglichen kleinen Schlemmereien zwischendurch.

Weihnachten und Neujahr, ...

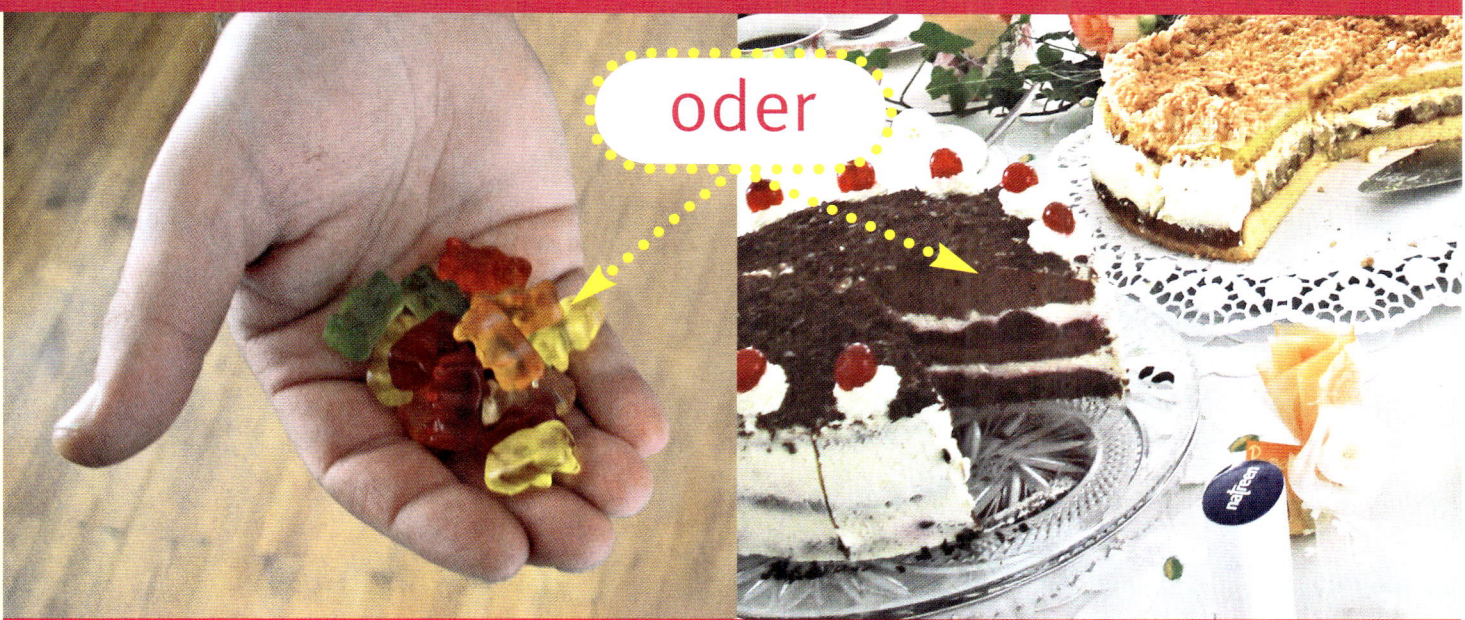

oder

Haben Sie schon mal ausprobiert, wie viel Sie auf einmal essen können?
Zum Beispiel auf einer Hochzeit?
Die meisten Menschen kapitulieren bei spätestens 4000 kcal, weil nichts mehr reinpasst. Der Körper kann maximal etwa 7000 kcal am Tag verarbeiten, mehr geht gar nicht.
Sie kennen trotzdem kurzfristige Gewichtszunahmen? Diese entstehen in der Regel durch Wassereinlagerungen, nicht weil Fett eingelagert wird.

Nur ein Stückchen Zucker weniger...

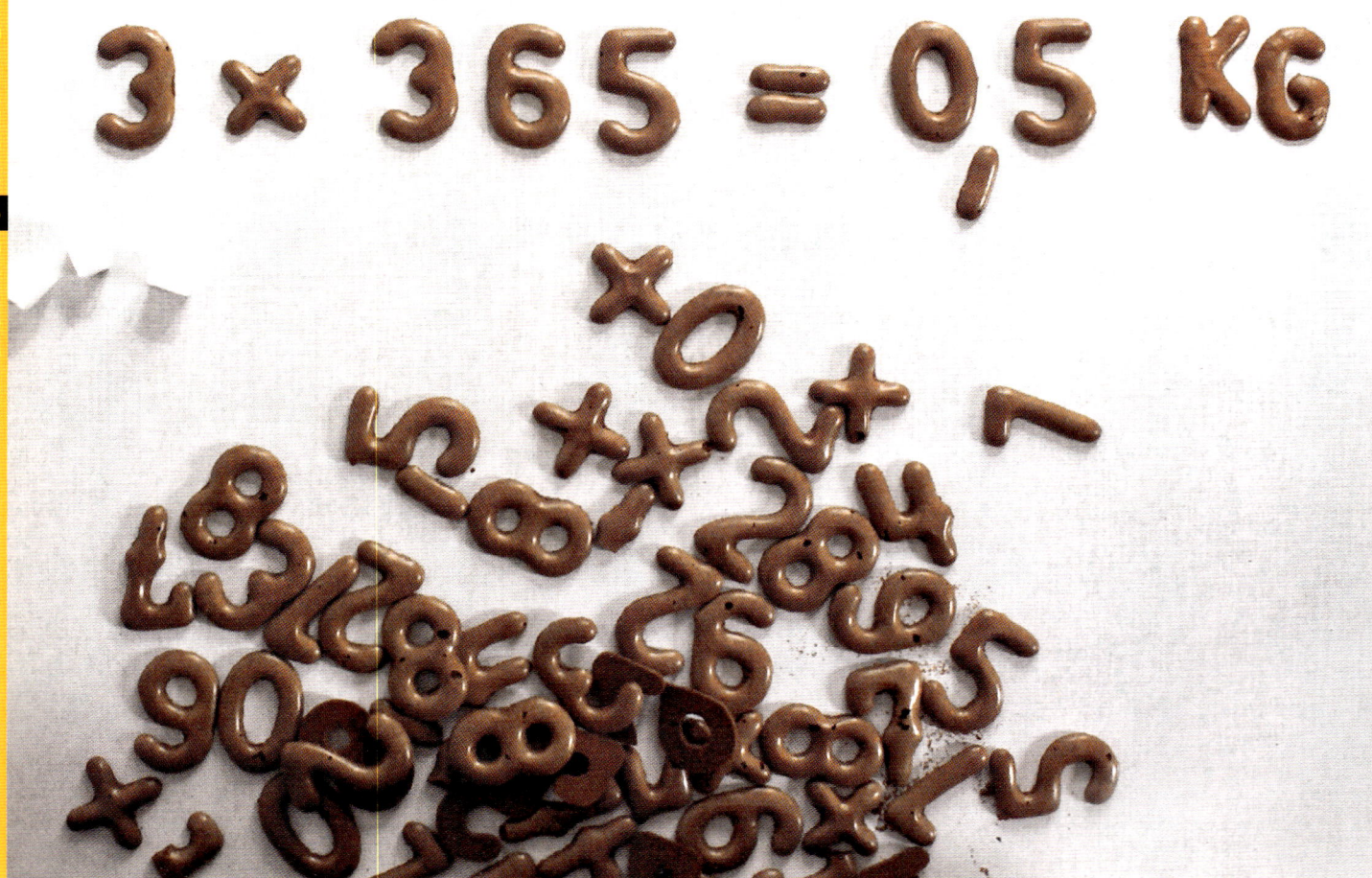

$$3 \times 365 = 0{,}5 \ \text{KG}$$

Angenommen, Sie nehmen statt zwei Stückchen Zucker im Kaffee ab heute immer nur noch eines.

Bei 3 Tassen am Tag macht das eine Ersparnis von 3285 kcal im Jahr, das ist fast ein halbes Kilo Körperfett.

Denken Sie daran: 1 Kilo Körperfett entspricht etwa 7000 kcal.

Tipp am Rande:

Falls Sie verheiratet sind, ist es eine noch bessere Idee, das Zuckerstückchen zu sparen. Laut aktuellen Untersuchungen nehmen Eheleute nämlich jedes Jahr durchschnittlich ein Kilo zu – bewusst Zucker zu sparen wäre eine effektive Gegenstrategie!

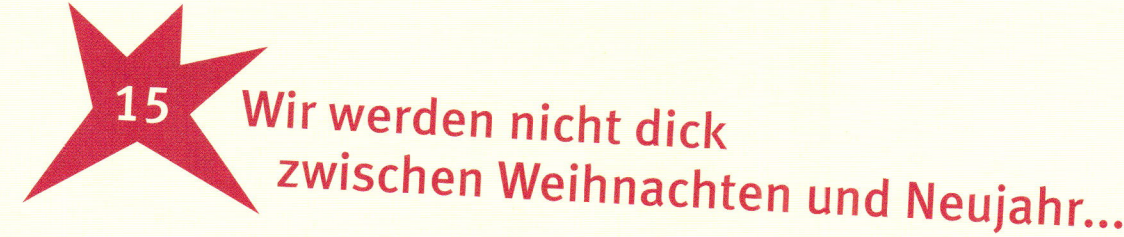

15 Wir werden nicht dick zwischen Weihnachten und Neujahr...

Aber ich ess fast gar nichts!

*Der Mensch neigt dazu,
zu verallgemeinern, zu übertreiben,
und gerne auch zu verdrängen.*

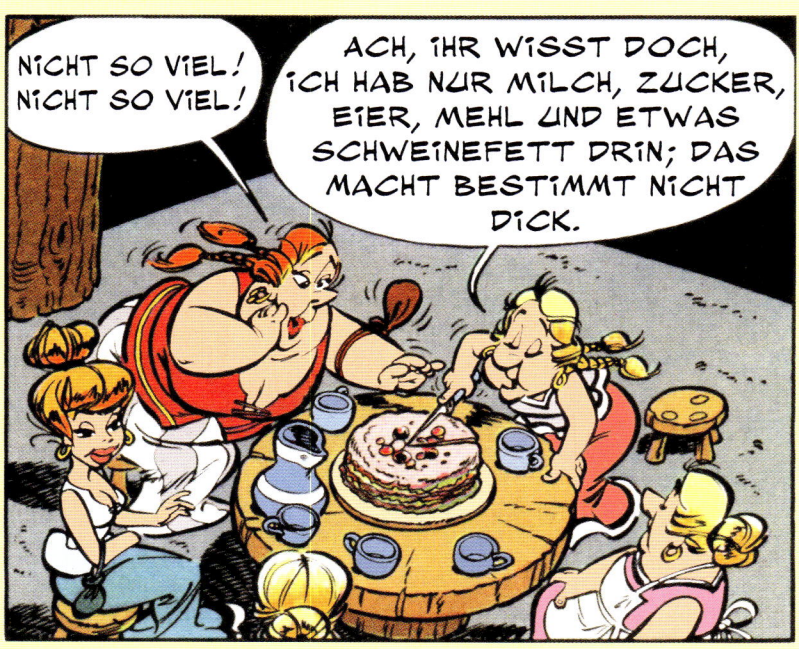

NICHT SO VIEL! NICHT SO VIEL!

ACH, IHR WISST DOCH, ICH HAB NUR MILCH, ZUCKER, EIER, MEHL UND ETWAS SCHWEINEFETT DRIN; DAS MACHT BESTIMMT NICHT DICK.

Da wird aus zwei Schokoriegeln schnell mal »nichts«, nur weil sie nicht mit Messer und Gabel gegessen werden. Sie werden gar nicht als Mahlzeit wahrgenommen. Ähnlicher Selbstbetrug sind Verniedlichungen. Das »kleine **Stückchen**« Sahnetorte und das »**Scheibchen**« Wurst wird genauso unterschätzt wie das »**Schlückchen**« Rotwein. Bei manchen Menschen könnte man meinen, sie würden sich nur von Licht und Luft und höchstens noch einem winzigen **Salatblättchen** ernähren. Machen Sie sich selber nichts vor und seien Sie ehrlich. Wie sieht es wirklich auf Ihrem Teller aus?

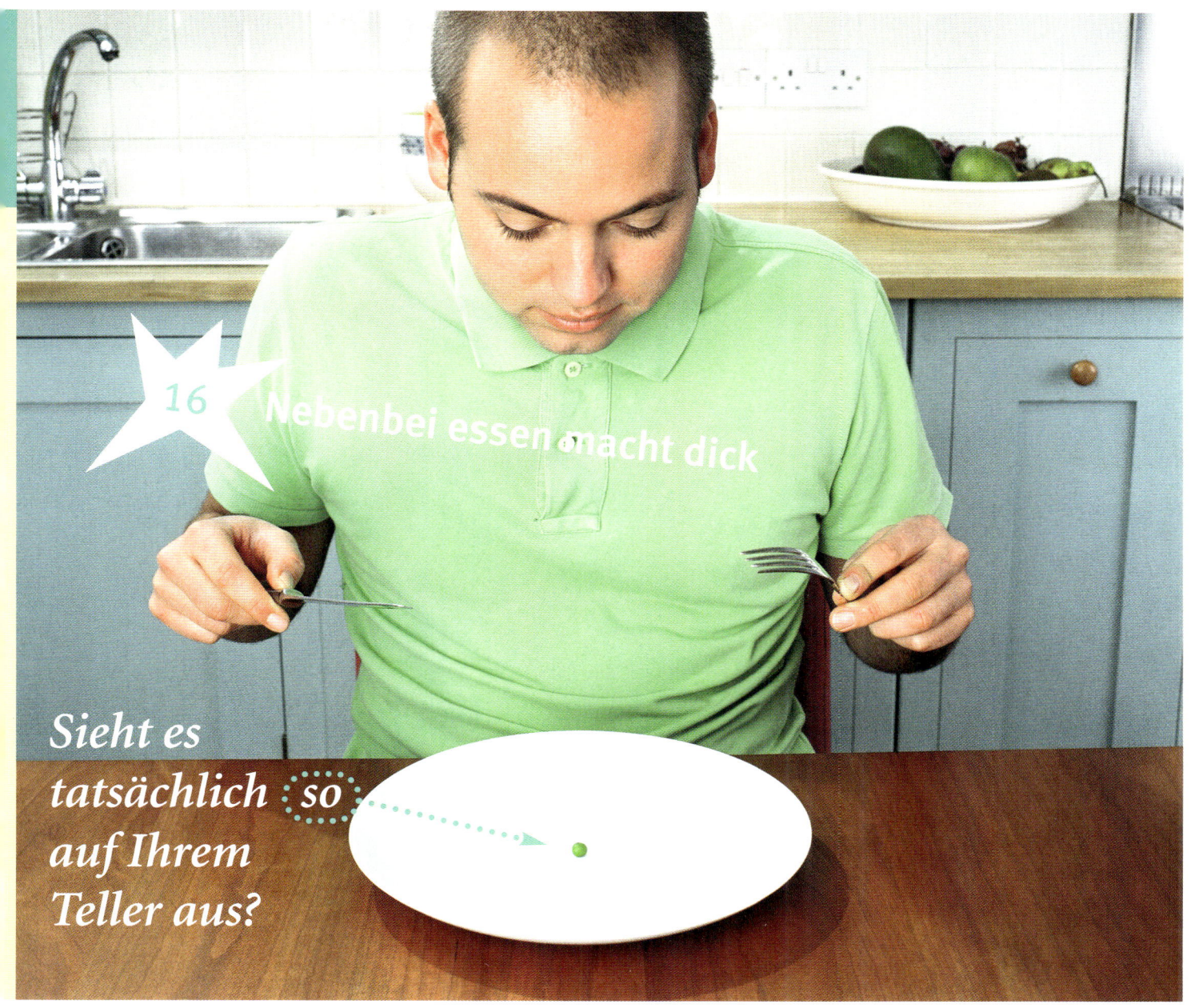

16 Nebenbei essen macht dick

Sieht es tatsächlich so auf Ihrem Teller aus?

Wer nimmt das letzte ...?

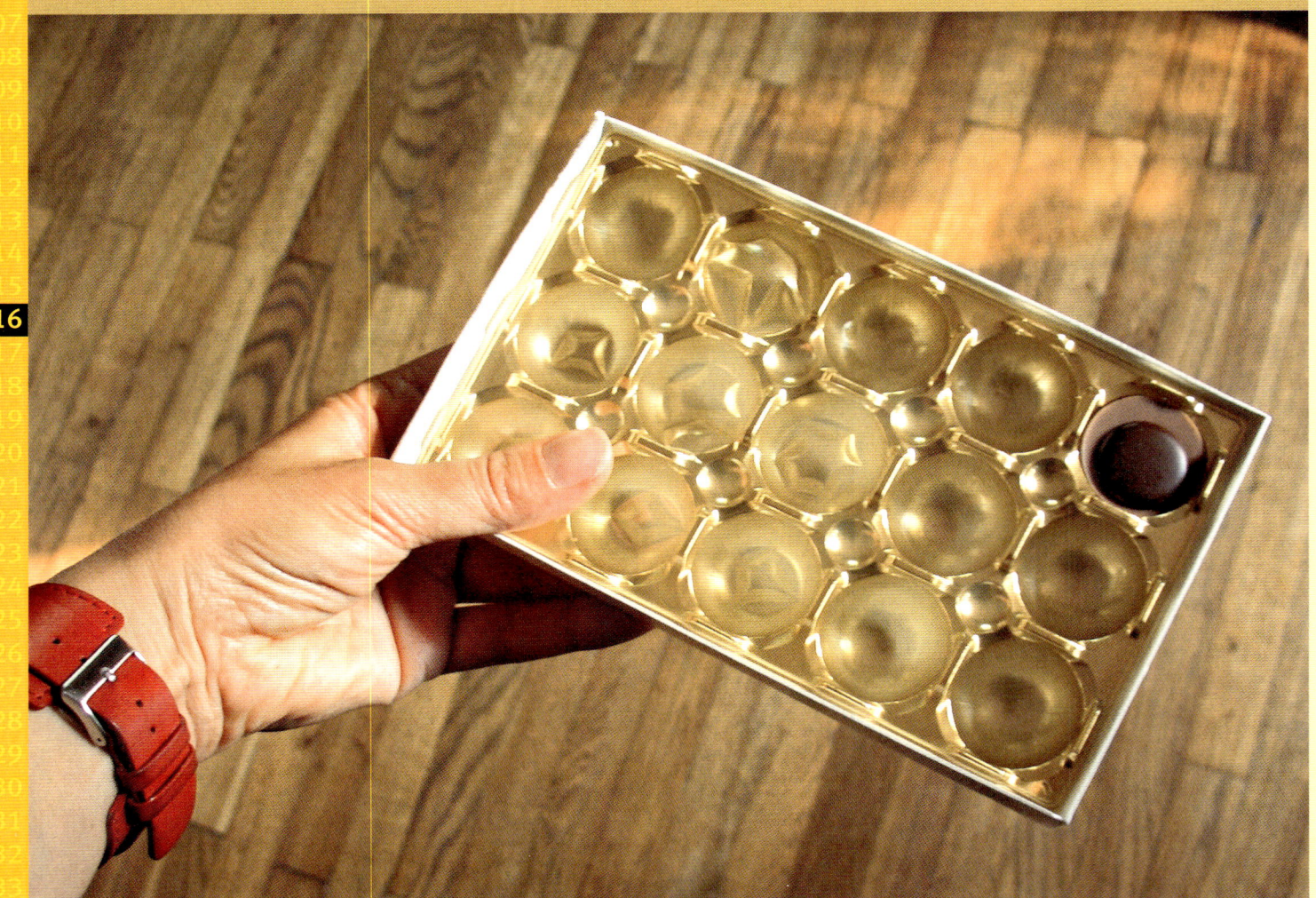

»Ich habe heute eigentlich noch nichts gegessen.«

Ist Ihnen dieser Satz auch schon einmal am Ende eines Tages über die Lippen gekommen? Wer das sagt, liegt meistens falsch: **Das Wort »eigentlich« ist hier sehr entlarvend.** Das bedeutet höchstens, dass man keine richtige Mahlzeit wie Mittagessen oder Frühstück hatte. All die vielen Snacks zwischendurch wurden aus der Wahrnehmung getilgt, da sie nur nebenbei konsumiert wurden:

• die Gummibärchen vor dem Computer
• die Praline von der Kollegin
• der Schokoriegel aus dem Automaten
• die Kostprobe im Supermarkt
• der Joghurt vor dem PC
• die letzte Praline in der Packung …

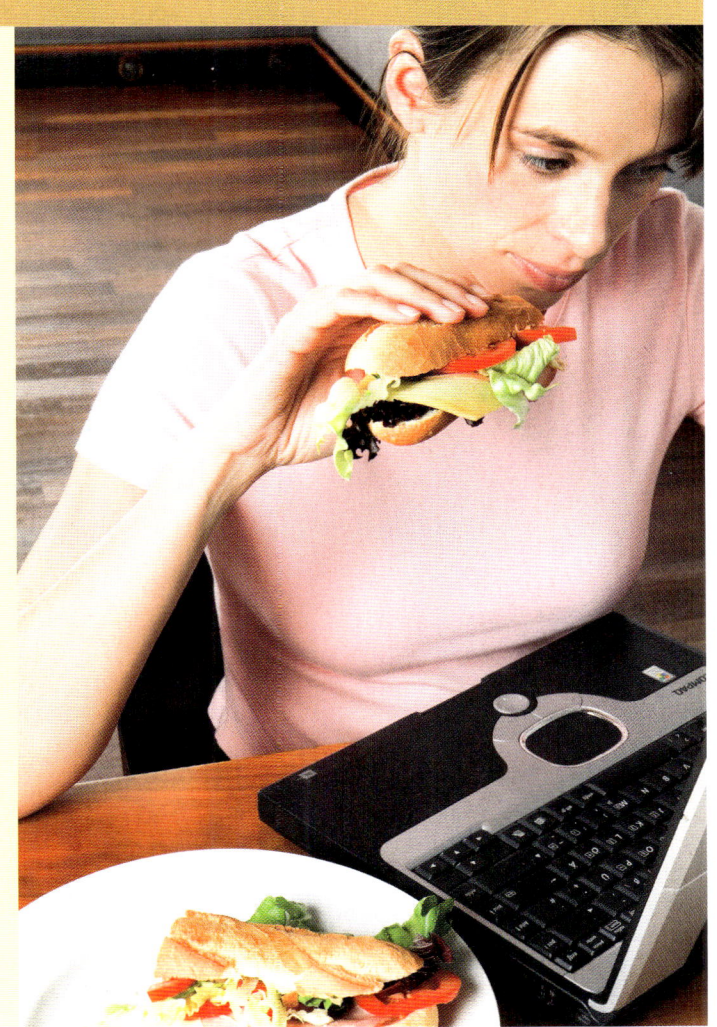

Soap-Opera: GFSF *

* Gute Fette, Schlechte Fette

Der Körper braucht Fett – gutes Fett

Die Helden

Gute – ungesättigte – Fette stecken in

- Fisch, vor allem Hering, Makrele, Lachs
- Nüssen
- Mandeln
- Ölen
- Avocados
- Sonnenblumenkernen
- Kürbiskernen
- Vollkorngetreide
- Amaranth
- Leinsamen

Die Schurken

Schlechte – gesättigte und gehärtete – Fette verstecken sich in

- Blätterteig/Backwaren
- Süßigkeiten
- Chips
- fettem Fleisch
- Pommes
- Fertiggerichten
- Butter
- Sahne
- Paniertem und Frittiertem
- Wurstwaren

17 **Für die Guten sein**

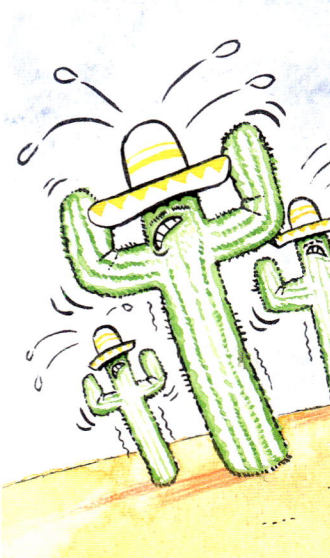

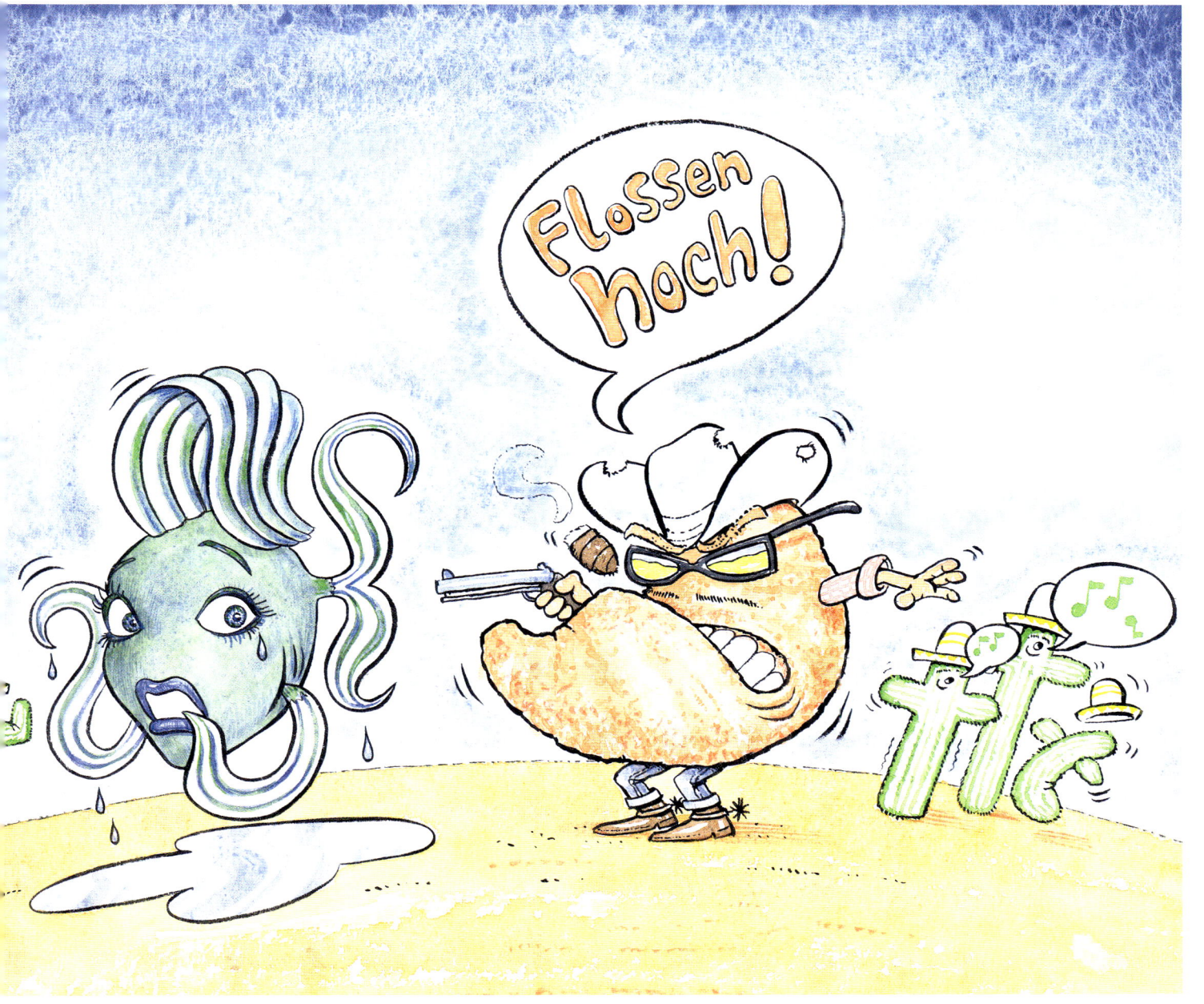

Die guten Fette machen fit

1. *Ihr Körper braucht die guten Fette!*

- Zum »Ölen« der Zellwände, damit diese geschmeidig werden und der Stoffwechsel gut funktioniert,
- als Baustoff für körpereigene Hormone,
- als Grundlage für viele Botenstoffe, die den Stoffwechsel antreiben,
- vor allem für die Nervenzellen, etwa im Gehirn.

2. *Von den Bösen gibt's eh schon genug:*

- Gesättigte Fette werden einfach nur eingelagert (»Hüftgold«),
- gehärtete Fette können gefährlich sein, denn sie enthalten geringe Mengen sogenannter Transfettsäuren, die krebserregend sind.

Also, nicht an der falschen Stelle sparen!

17 Für die Guten sein

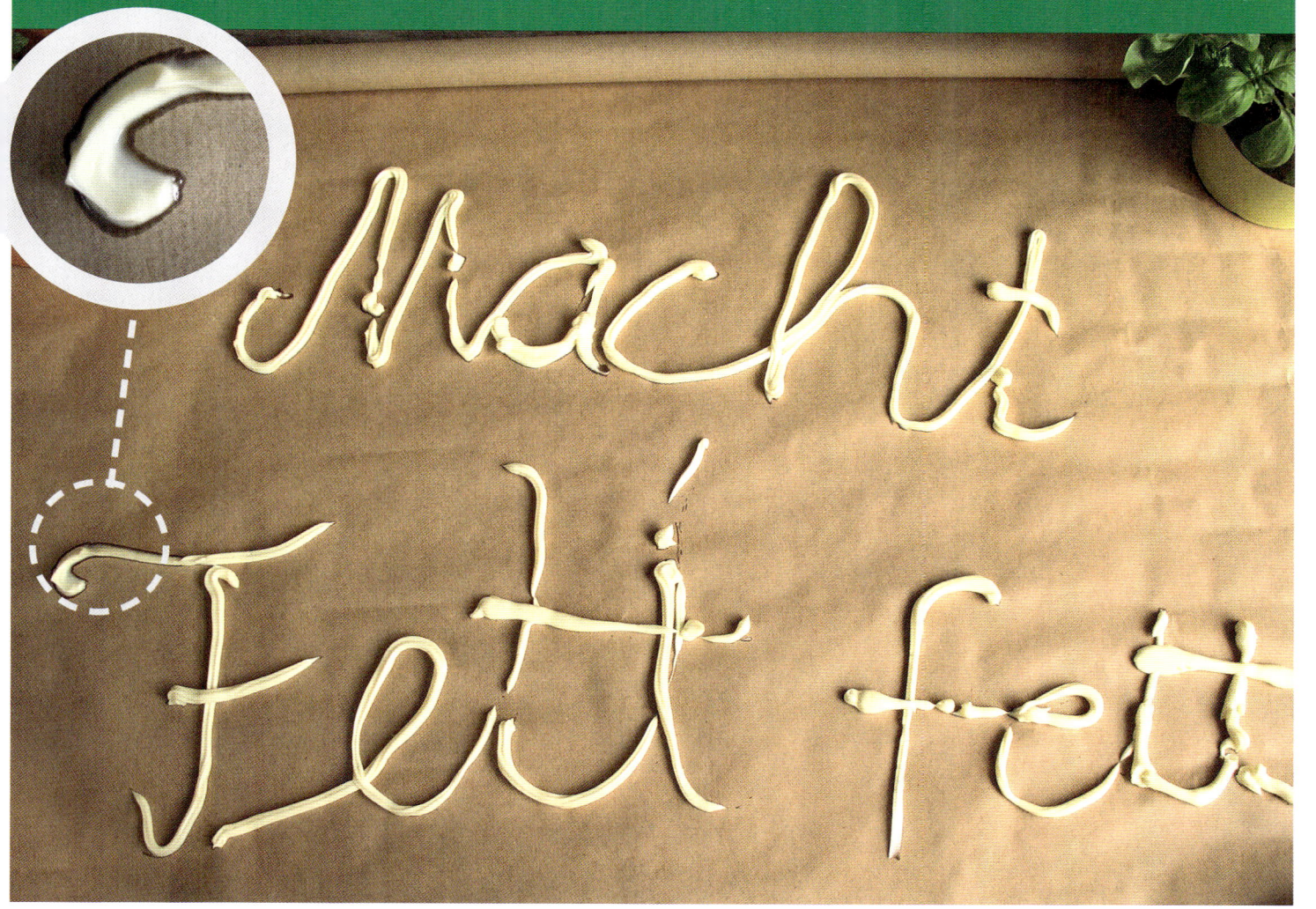

Versteckte Fette

17 **Für die Guten sein**

Fett versteckt sich gerne da, wo man es gar nicht unbedingt erwartet...

- In Joghurt und anderen Milchprodukten

- In Backwaren: Rührkuchen, Plätzchen, Obstkuchen mit Mürbeteigboden

- In hellen Soßen (siehe beispielsweise Sauce Bearnaise – zur Zubereitung ein Pfund Butter nehmen)

- Gemüseplatten in Gaststätten (Butter!)

- Gemüse und Beilagen in Kantinen (Vorsicht, wenn diese glänzen, ist flüssiges Fett im Spiel)

- Alles, was frittiert ist – auch frittiertes Gemüse (ja leider: das Fett steckt in der Panade)

- Fertiggerichte (die Deklaration auf der Packung beachten!)

So erkennen Sie Fett in Lebensmitteln:

- Am Aussehen: glänzend, ölig

- Bei Soßen: je heller, desto mehr Fett

- Beim Anfassen: sind die Finger hinterher fettig? (Alternativ: auf eine Serviette legen und schauen, ob ein Fettfleck übrig bleibt)

- Bei verpackten Lebensmitteln: entweder über die Nährwertangaben oder die Zutatenliste

- Kuchen: wenig Fett haben Hefe- und Bisquitteig, viel Fett enthalten Rühr-, Mürbe-, und Blätterteig

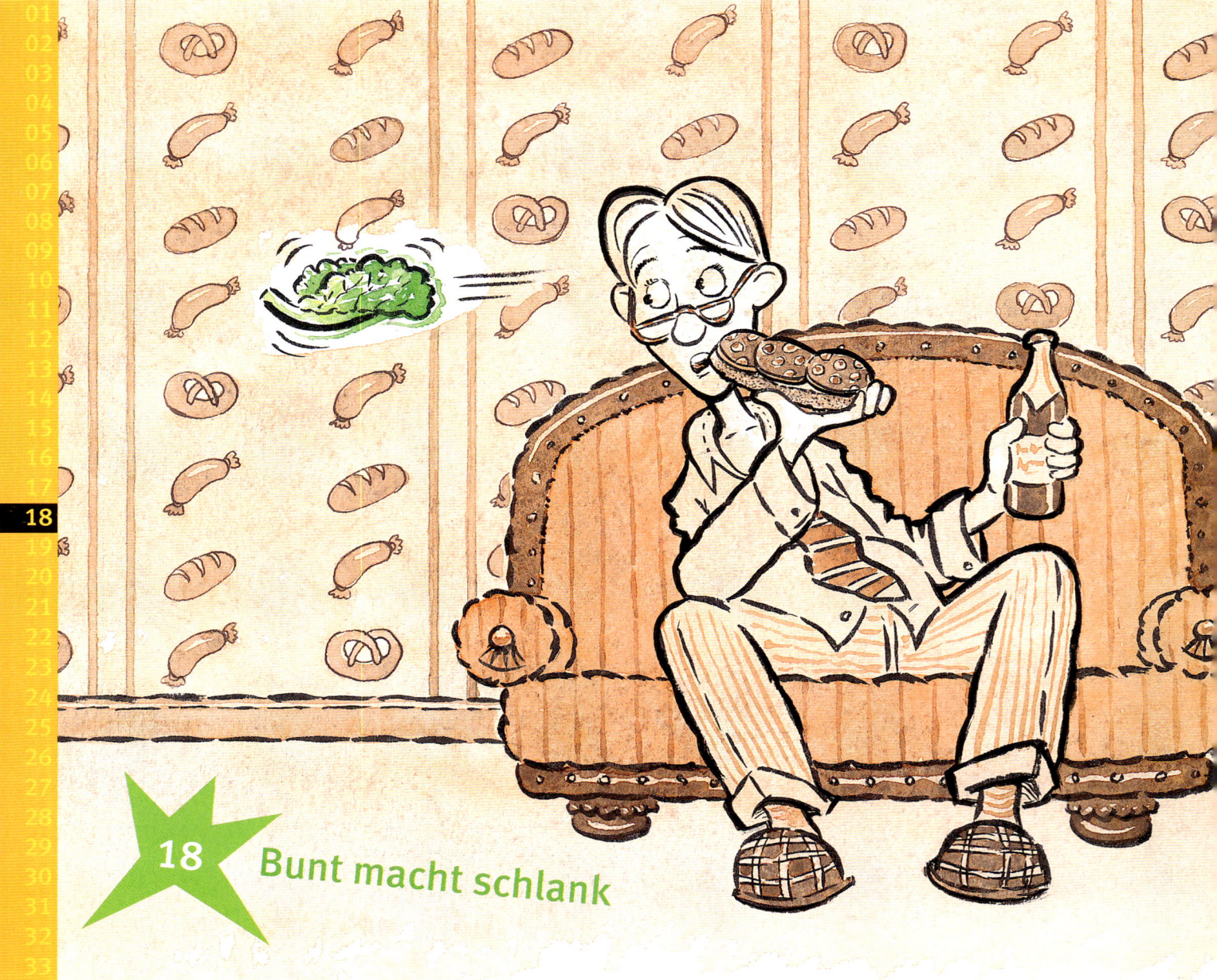

18 Bunt macht schlank

Manche Menschen essen nur braun-beige

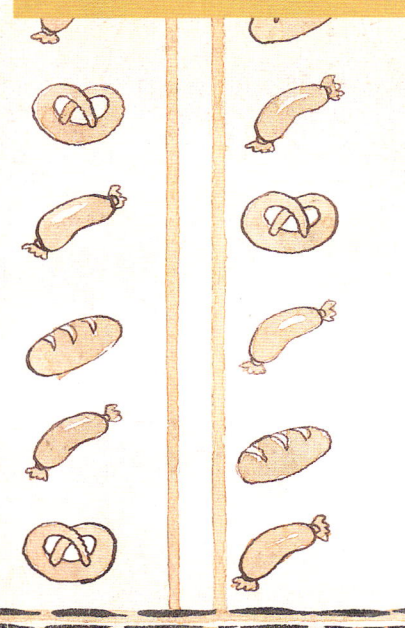

Schluss mit dem farblosen Einerlei

Sieht Ihr Speiseplan so aus?
Dann sollten Sie das schnell ändern!

Morgens	Brötchen mit Nutella, Kaffee
Zwischendurch	Nusshörnchen
Mittags	Schweinebraten mit Soße und Knödel, Cola, Schokopudding, Espresso
Nachmittags	Schokoriegel, Cappuccino
Abends	Scheibe Brot mit Leberwurst, Bier
Vor dem Fernseher	Salzstangen, Chips, geröstete Erdnüsse... und vielleicht noch'n Bier

Bringen Sie Farbe in Ihr Essen!

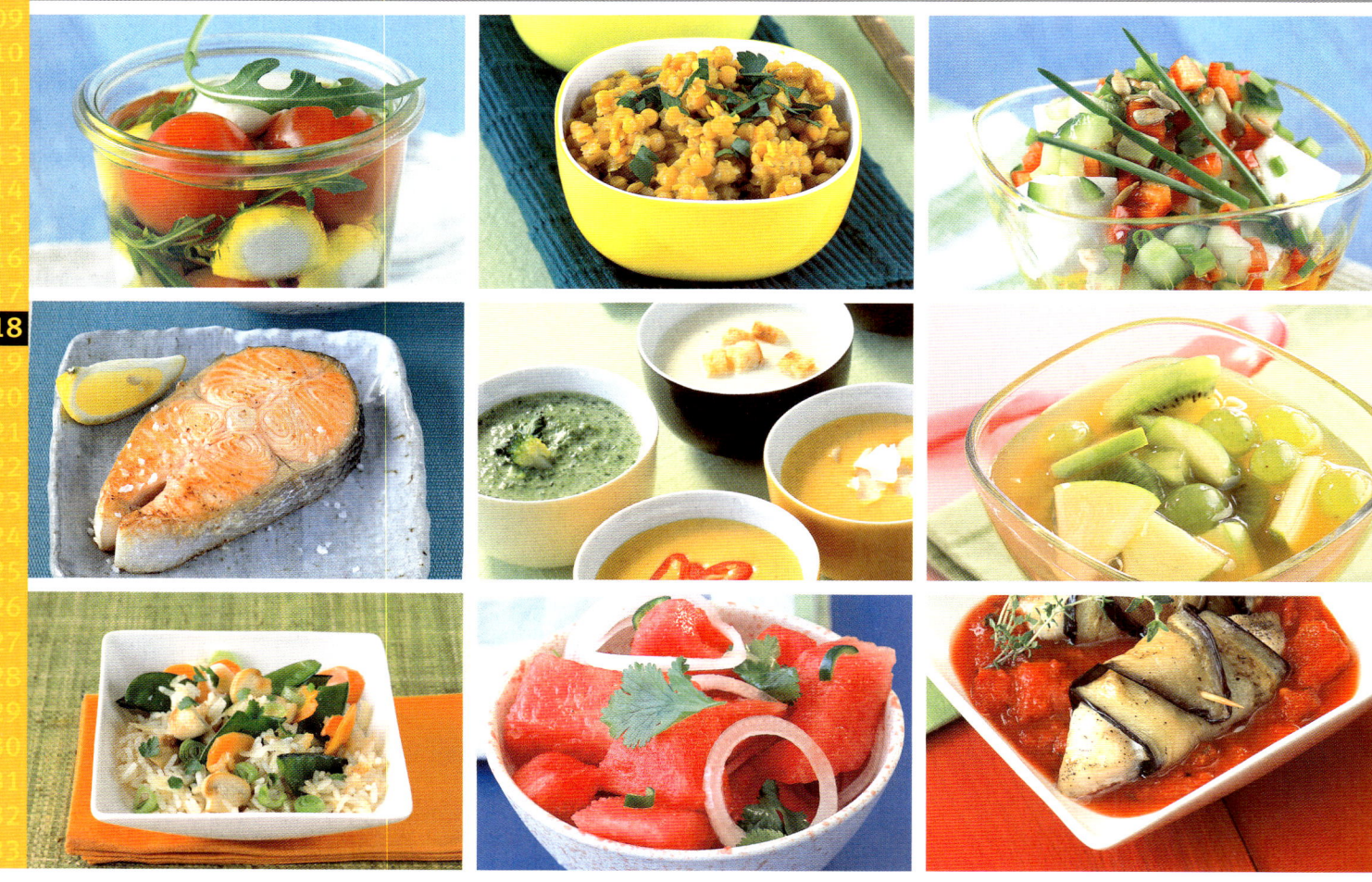

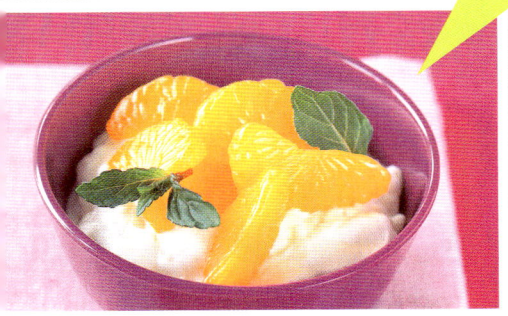

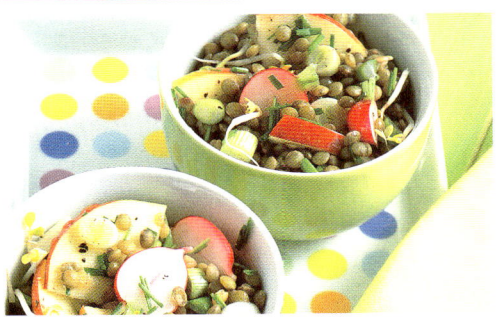

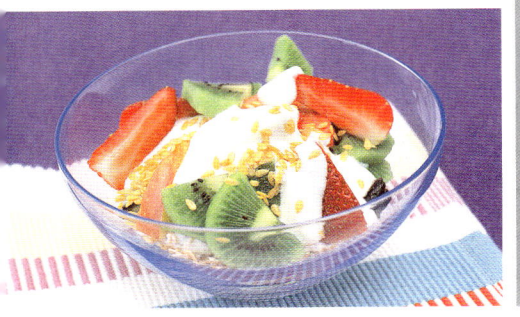

Treiben Sie's bunt!

Schauen Sie auf Ihren Teller:
Sehen Sie dort mindestens drei Farben? Sofern diese nicht von Gummibärchen oder Süßigkeiten stammen, herzlichen Glückwunsch! Denn dann wird es wohl Gemüse und Obst sein. Je mehr Sie davon essen, umso besser. Hier stecken nämlich nicht nur Vitamine und Mineralstoffe drin, sondern auch jede Menge Wirkstoffe (sekundäre Pflanzenstoffe), die das Immunsystem stärken und den Stoffwechsel anregen.

Zum Abnehmen und Gesundbleiben perfekt geeignet.

Und wie sieht Ihr Verhältnis

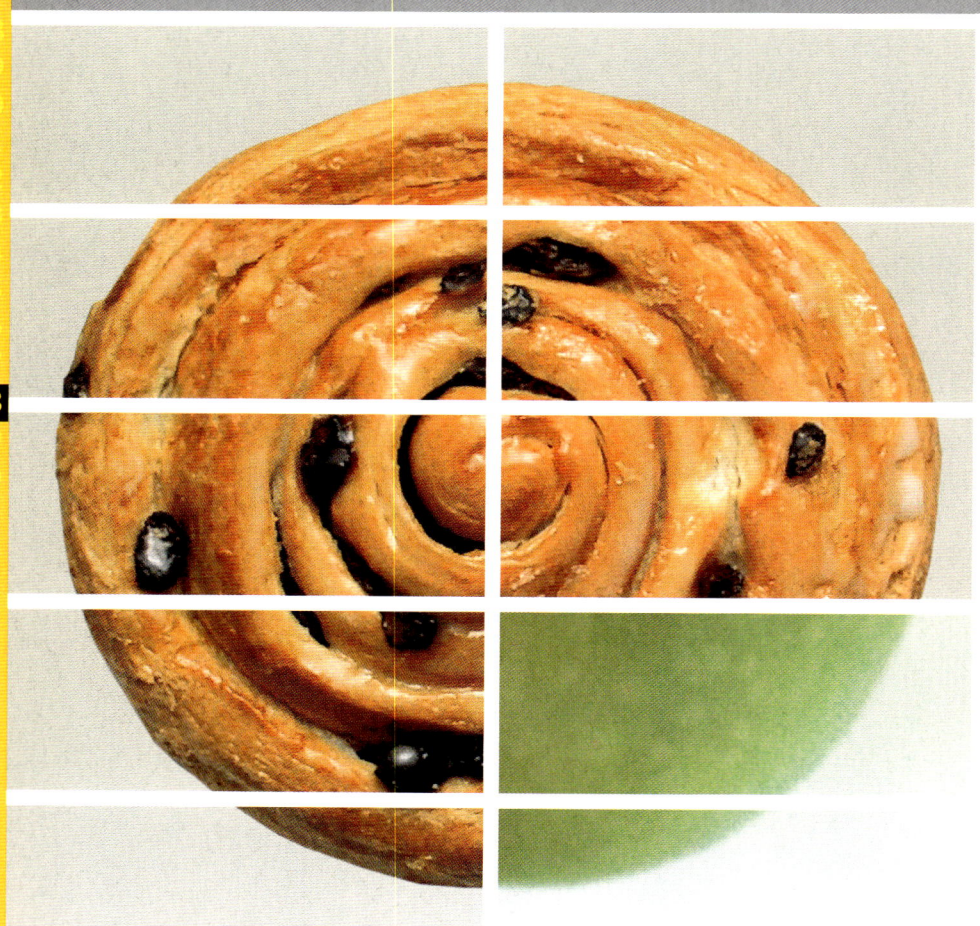

Viele Menschen (vor allem übergewichtige) essen zum größten Teil ungesundes Zeug und wundern sich, dass das eine Stück Obst am Tag nichts bringt. Noch nicht mal das Gewissen lässt sich damit beruhigen.

Die gute Nachricht heißt aber: Das gilt auch umgekehrt! Wenn Sie hauptsächlich gesunde Dinge zu sich nehmen, viel Obst, Gemüse und Vollkornprodukte essen, *dann stört auch die eine Rosinenschnecke nicht.*

aus?

Gesund essen heißt:

80 % gesunde
Lebensmittel
essen und

20 % ungesunde
Sünden
genießen!

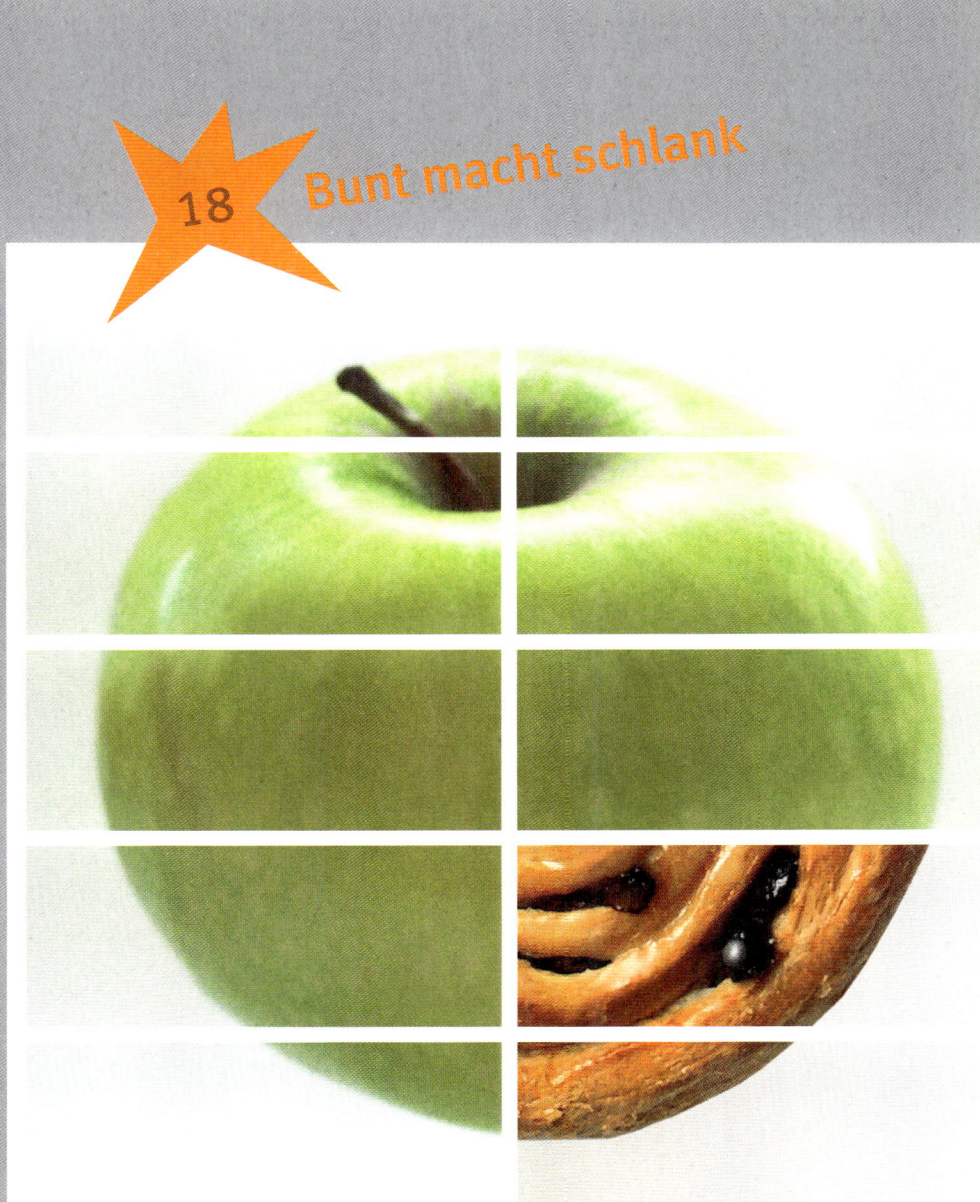

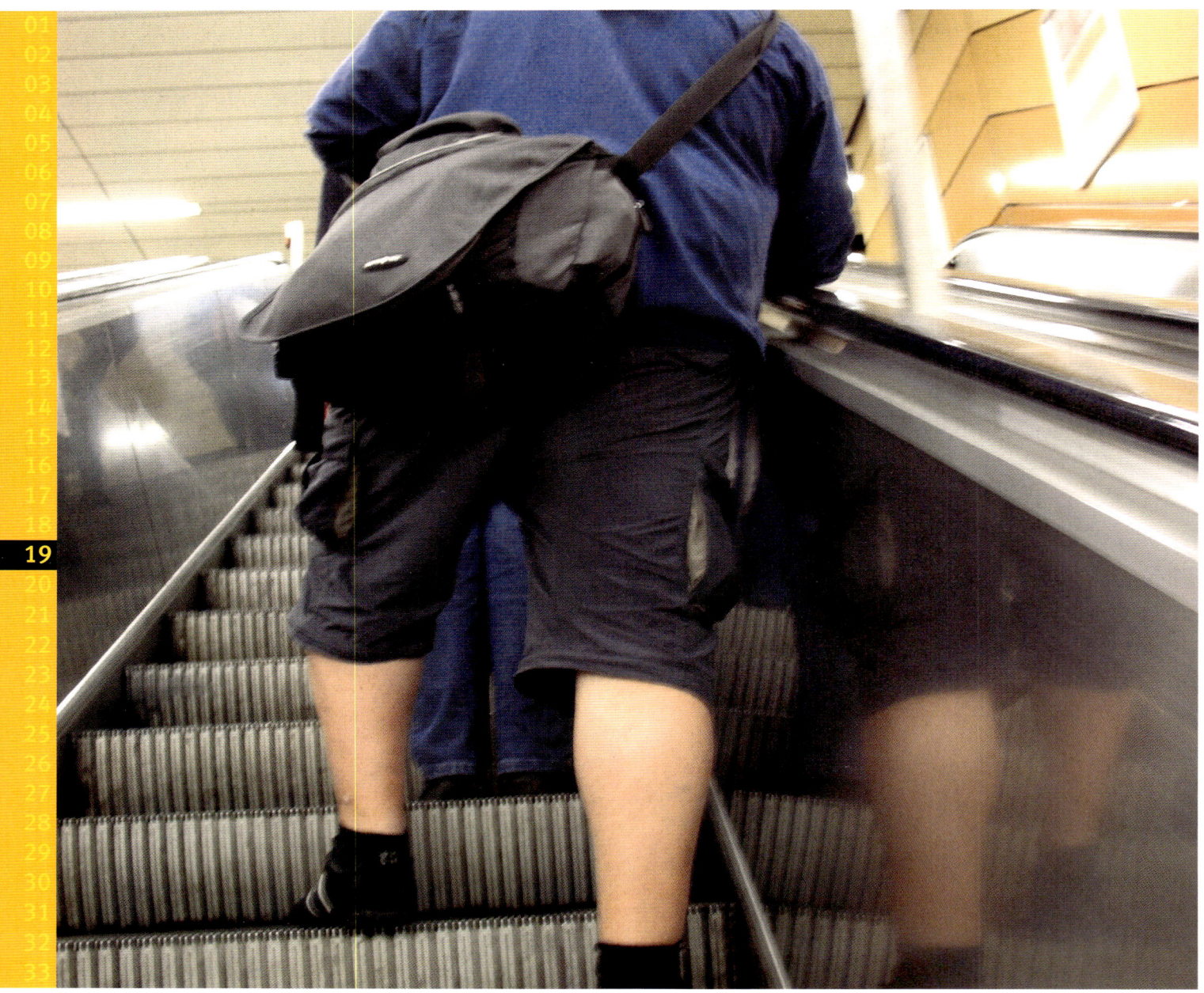

Freie Fahrt für freie Bürger?

Auch bei der Bewegung sind es die kleinen regelmäßigen Gewohnheiten, die viel bringen: Nutzen Sie für den täglichen Weg zur U-Bahn jeden Tag Ihre Muskelkraft statt der Rolltreppe. *Allein durch diesen zusätzlichen Fußweg werden Sie etwa ein halbes Kilo Fett in einem Jahr los.*

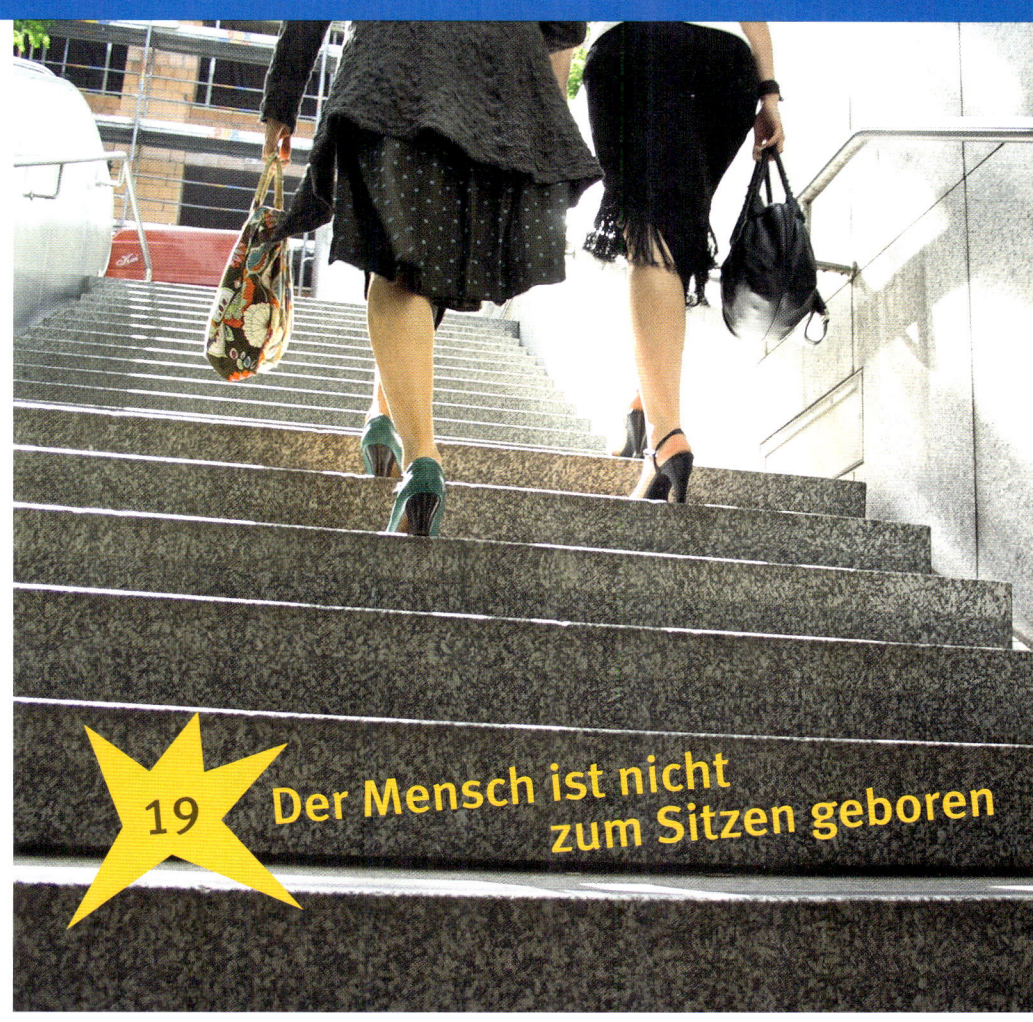

19 Der Mensch ist nicht zum Sitzen geboren

Homo sedens – *Der Sitzmensch*

Der Mensch ist nicht zum Sitzen geboren

Die Spezies des Homo sedens ist seit einigen Jahren auf dem Vormarsch und breitet sich in den industrialisierten Ländern immer weiter aus. Die Haltung, in der man ihn am häufigsten antrifft, ist das Sitzen. Wenn er gerade mal nicht sitzt, dann liegt er. Sämtliche Bewegungen von einem Ort zum anderen vermeidet er konsequent oder er gestaltet sie mittels technischer Hilfsmittel so, dass er dabei auch sitzen kann.

Er hat es auf diese Weise geschafft, seinen Energieverbrauch zu minimieren und fast keine Kalorien zu verbrauchen.

So bringen Sie mehr Bewegung in Ihr Leben:

Ungefährer Kalorienverbrauch pro 15 min

Telefonieren im Stehen	30 kcal
Gehen	40 kcal
Büro aufräumen	50 kcal
Mit Kindern spielen	65 kcal
Flott Rad fahren	100 kcal
Sex	110 kcal
Treppen steigen	120 kcal
Treppe hoch rennen	240 kcal

Dagegen ungefährer Kalorienverbrauch pro 15 min

Sitzen	15 kcal

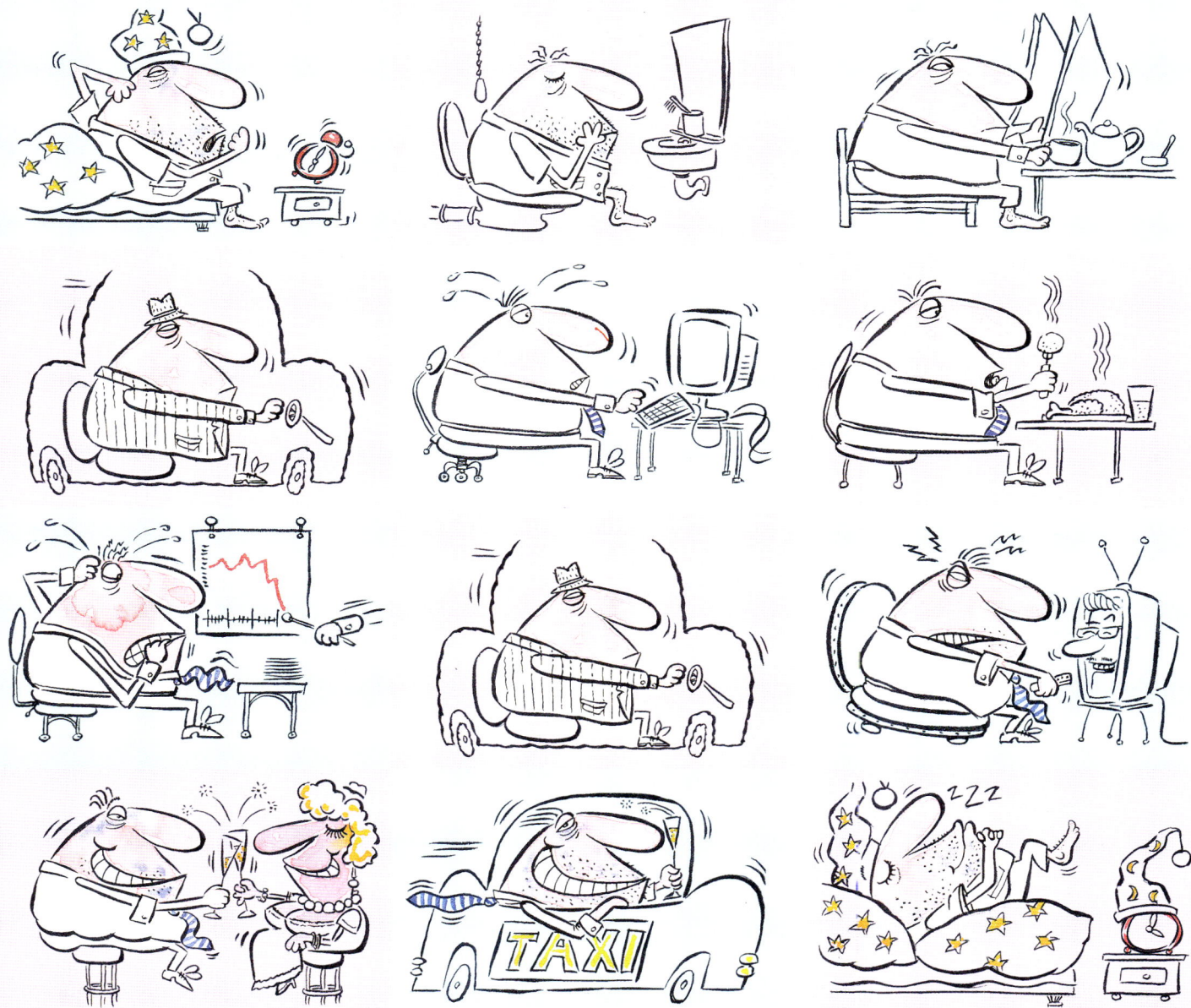

»Der will nur spielen!«

Der einzige Grund, *der Sie davon abhält, sich zu bewegen, steckt in Ihnen: Ihr innerer Schweinehund!*

Der beste Weg, *ihn zu überwinden: Freunden Sie sich mit ihm an.*

Wenn Ihnen Ihr innerer Schweinehund sagt, Sie sollten doch lieber auf der gemütlichen Couch liegen bleiben, als Ihre vielen Pfunde in ein stickiges Fitness-Studio zu schleppen, **meint er es tatsächlich nur gut mit Ihnen.** Er will, dass Sie sich **jetzt** wohlfühlen. Der einzige Haken an der Sache ist, dass Ihr Schweinehund nur sehr kurzfristig denkt.

Sie müssen ihm ein Bild davon vermitteln, **wie toll es ist, schlank und fit zu sein.** Machen Sie ihn zu Ihrem Verbündeten, nutzen Sie seine unglaubliche Kreativität, wenn es darum geht, Wohlfühl-Ideen zu finden. Sie könnten Ihr neues Leben beispielsweise beginnen, indem Sie etwas ganz Neues ausprobieren – machen Sie einen Schnupperkurs in der Kletterhalle oder **entdecken Sie die Lust** an der Bewegung auf spielerischem Wege: Sie können zum Beispiel im Herbst einen Drachen bauen und steigen lassen oder Sie erkunden mal auf einer Tageswanderung die versteckteren Pfade Ihrer Heimatstadt.

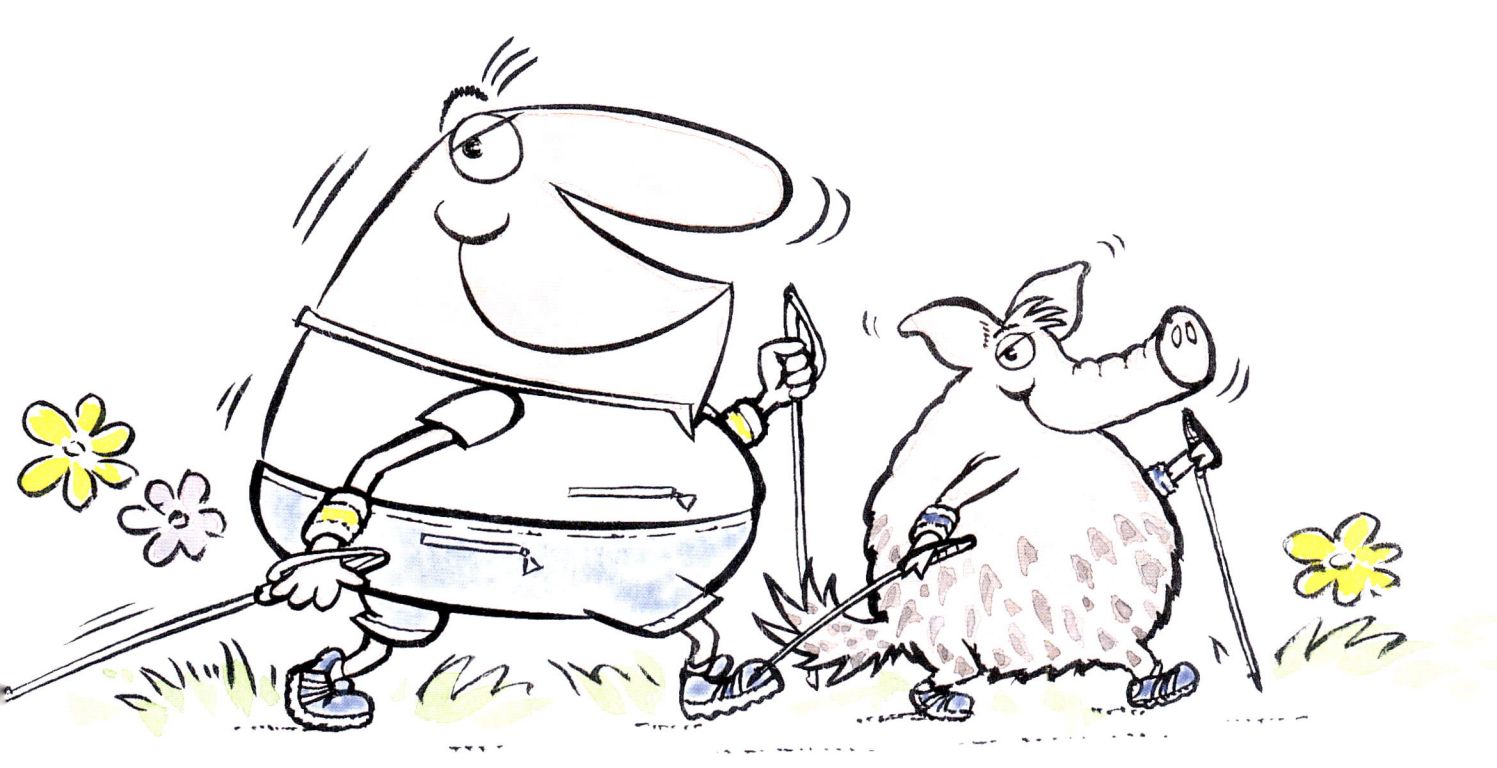

Wichtig: *Wenn es Ihnen Spaß macht, dann macht es auch Ihrem Schweinehund Spaß!*

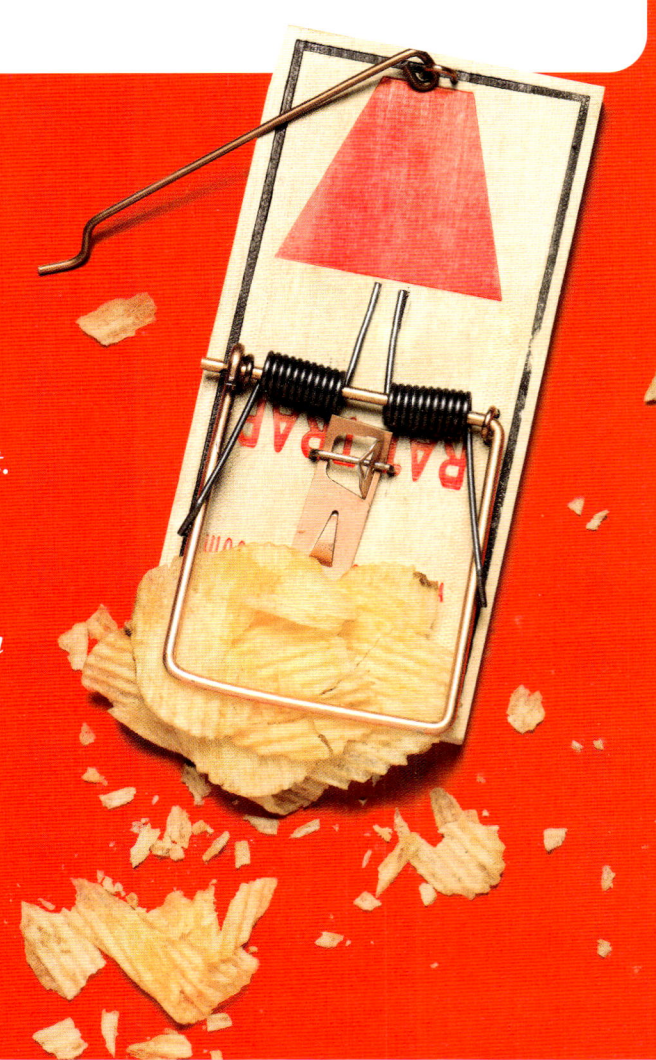

»Allem kann ich widerstehen, bloß nicht der Versuchung.«

Oscar Wilde

Die Verlockungen beim Essen sind heutzutage immens.

Umso wichtiger ist es, damit sinnvoll umzugehen. Geben Sie Ihren Versuchungen ruhig ab und zu nach – das tut Ihren Abnehmplänen keinen Abbruch, solange es die Ausnahme bleibt.

Wichtig ist ein vernünftiges Maß: Genauso gefährlich wie ständiges Nachgeben ist nämlich die ständige Kontrolle. Sich dauernd zu kasteien kann irgendwann zu regelrechten Essanfällen führen. Bei jemandem, der sich Süßigkeiten komplett verbietet, kann bereits ein einziges Bonbon eine Lawine lostreten: »Jetzt ist es eigentlich auch egal« – und schon werden bergeweise Süßigkeiten vertilgt.

20 Freundschaft schließen mit dem inneren Schweinehund

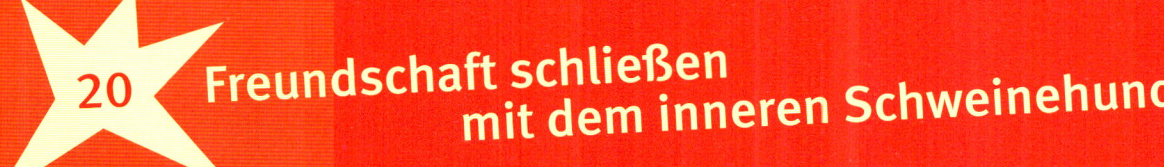

Essen Sie bewusst – und bleiben Sie flexibel.

Gönnen Sie sich etwas, wenn Sie es wirklich brauchen. Und lassen Sie es sein, wenn es nur eine Laune ist. Wie Sie das erkennen? Indem Sie dem Impuls, zu essen, nicht sofort nachgeben, sondern ungefähr 10 Minuten abwarten. Sie können auch ein Glas Wasser trinken oder sich die Zähne putzen. Eine kurzfristige Heißhungerattacke ist nach diesen 10 Minuten wieder vorbei – ein echtes Bedürfnis bleibt bestehen.

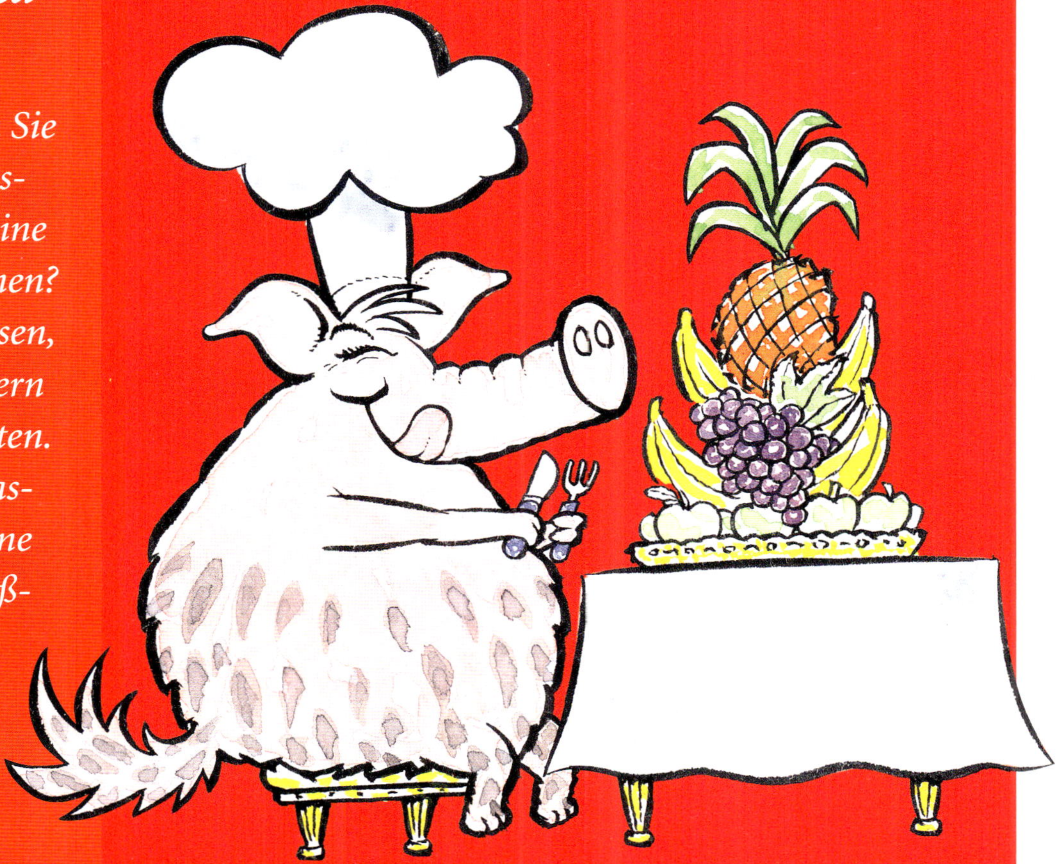

Ich? *Agressiv?? WER WAGT ES, …!!*

Diät bedeutet Stress!

- *Für Ihren Körper, denn durch strenge Diäten wird das Immunsystem geschwächt.*
- *Für Ihr Gemüt, denn Hunger macht schlechte Laune.*
- *Für Ihre Umgebung, denn schlechte Laune macht schlechte Stimmung.*

Aber: Wenn Sie etwas erreichen wollen, was Sie bisher noch nicht geschafft haben, werden Sie etwas tun müssen, das Sie bisher noch nicht getan haben.

Wie viele Diäten haben Sie schon gemacht? Wie viele müssen Sie noch machen, bis Sie glauben, dass Diäten nichts bringen?

Glauben Sie immer noch, dass es möglich ist, 10 Kilo in 10 Tagen abzunehmen? Erinnerung: 1 Kilo Körperfett entspricht etwa 7000 kcal. Sie müssten also jeden Tag 7000 kcal weniger essen als sonst – oder sich entsprechend mehr bewegen. Ein realistisches Ziel ist es ein halbes Kilo pro Woche abzunehmen. Um dies zu erreichen müssen Sie jeden Tag 500 kcal einsparen.

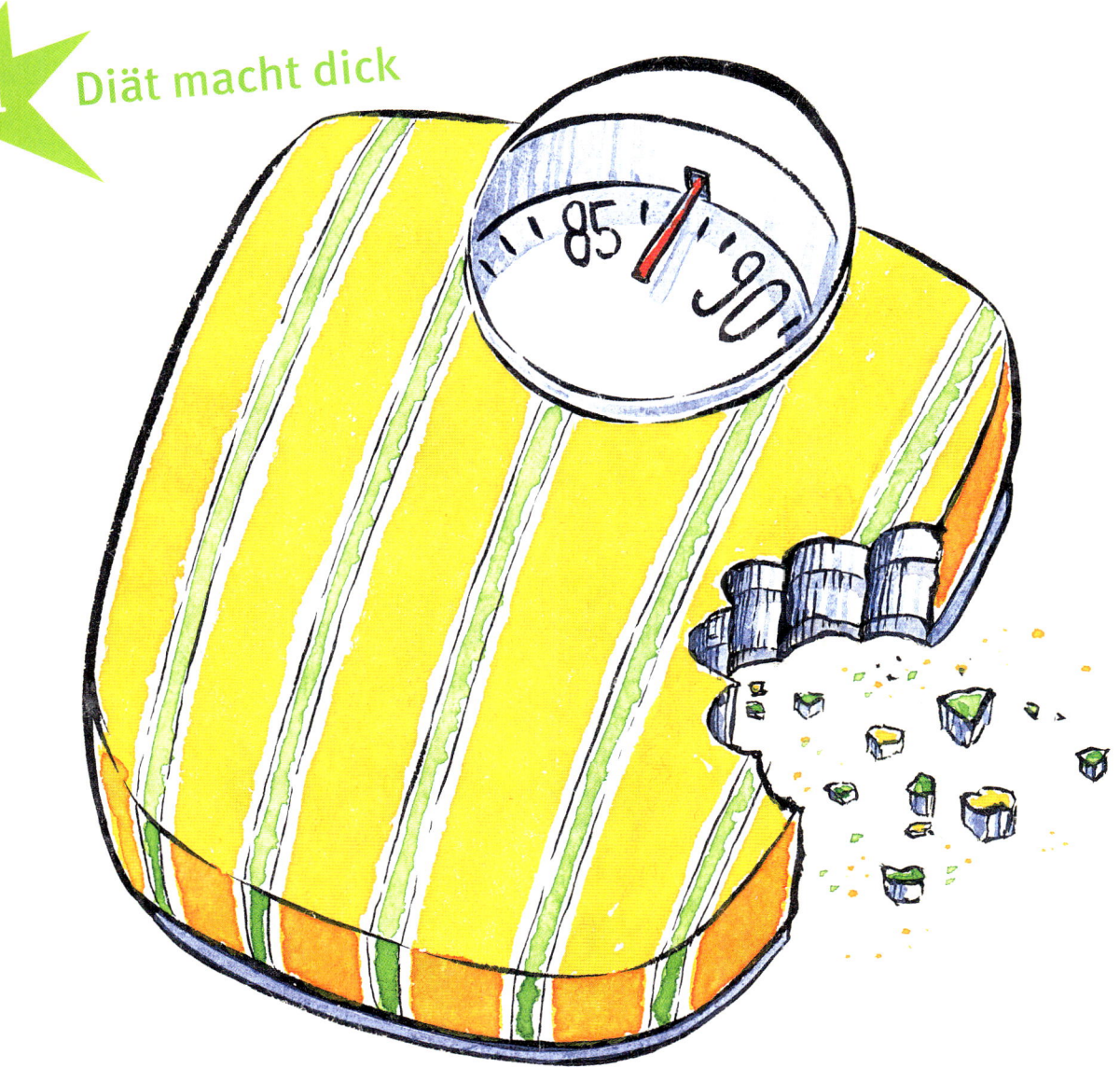

Spielen Sie auch Jo-Jo mi

Strenge Crash-Diäten sind für den Körper das Gleiche wie Hungersnöte

Der Mensch hat in der Evolution immer wieder Zeiten erlebt, in denen es nichts zu essen gab, und der Körper hat raffinierte Mechanismen entwickelt, um trotzdem zu überleben. Eines dieser sinnvollen Notprogramme ist es, den Grundumsatz zu senken.

Der *Grundumsatz* – also die Energie, die der Körper in Ruhe für Atmung, Herzschlag, Wärmeproduktion und alle weiteren Körperfunktionen braucht – liegt bei 1200 bis 1800 kcal am Tag. Die genaue Höhe hängt von der genetischen Anlage ab, aber auch von Alter, Geschlecht und Muskelmasse.
Wenn der Körper über längere Zeit sehr wenig zu essen bekommt, senkt er den Grundumsatz auf ein niedrigeres Niveau ab, um Kalorien einzusparen. Ein Mensch kann auf diese Weise mehrere Wochen völlig ohne Nahrung überleben! Wenn es nach der Hungersnot – also einer Diät – wieder ordentlich was zu essen gibt, steigt der Grundumsatz nur sehr langsam wieder an, denn der Körper sagt sich nun: »Wer weiß, wann die nächste Hungersnot kommt!?« Und alles, was er an Kalorien und Energie abzwacken kann, wird für Notfälle eingelagert. Daher: Je häufiger Sie Ihren Körper mit strengen Diäten belasten, desto niedriger wird und bleibt der Grundumsatz – der Körper gewöhnt sich regelrecht an das Hungern.

So entsteht der Jo-Jo-Effekt.

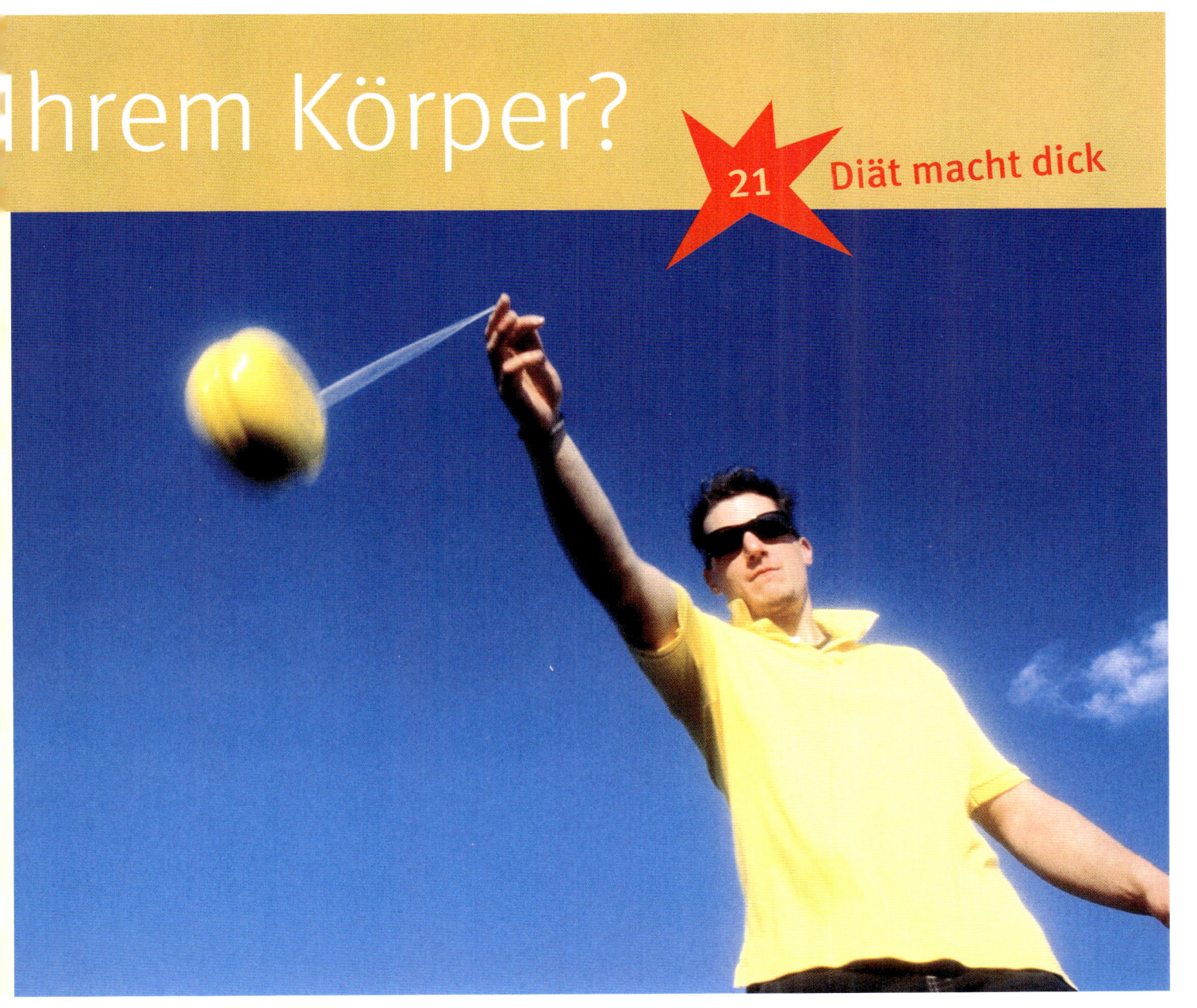

hrem Körper?

21 Diät macht dick

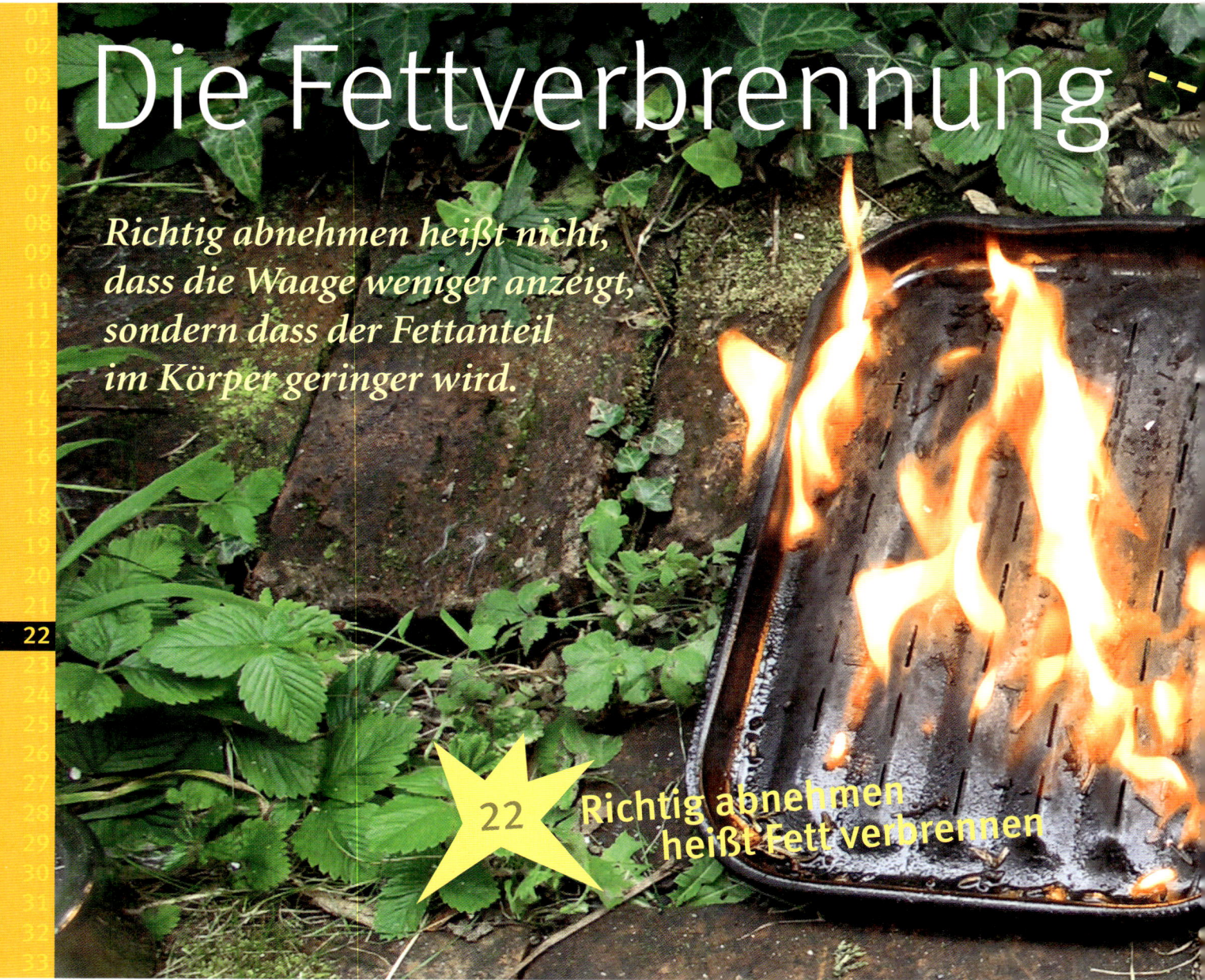

Die Fettverbrennung

*Richtig abnehmen heißt nicht,
dass die Waage weniger anzeigt,
sondern dass der Fettanteil
im Körper geringer wird.*

22 **Richtig abnehmen
heißt Fett verbrennen**

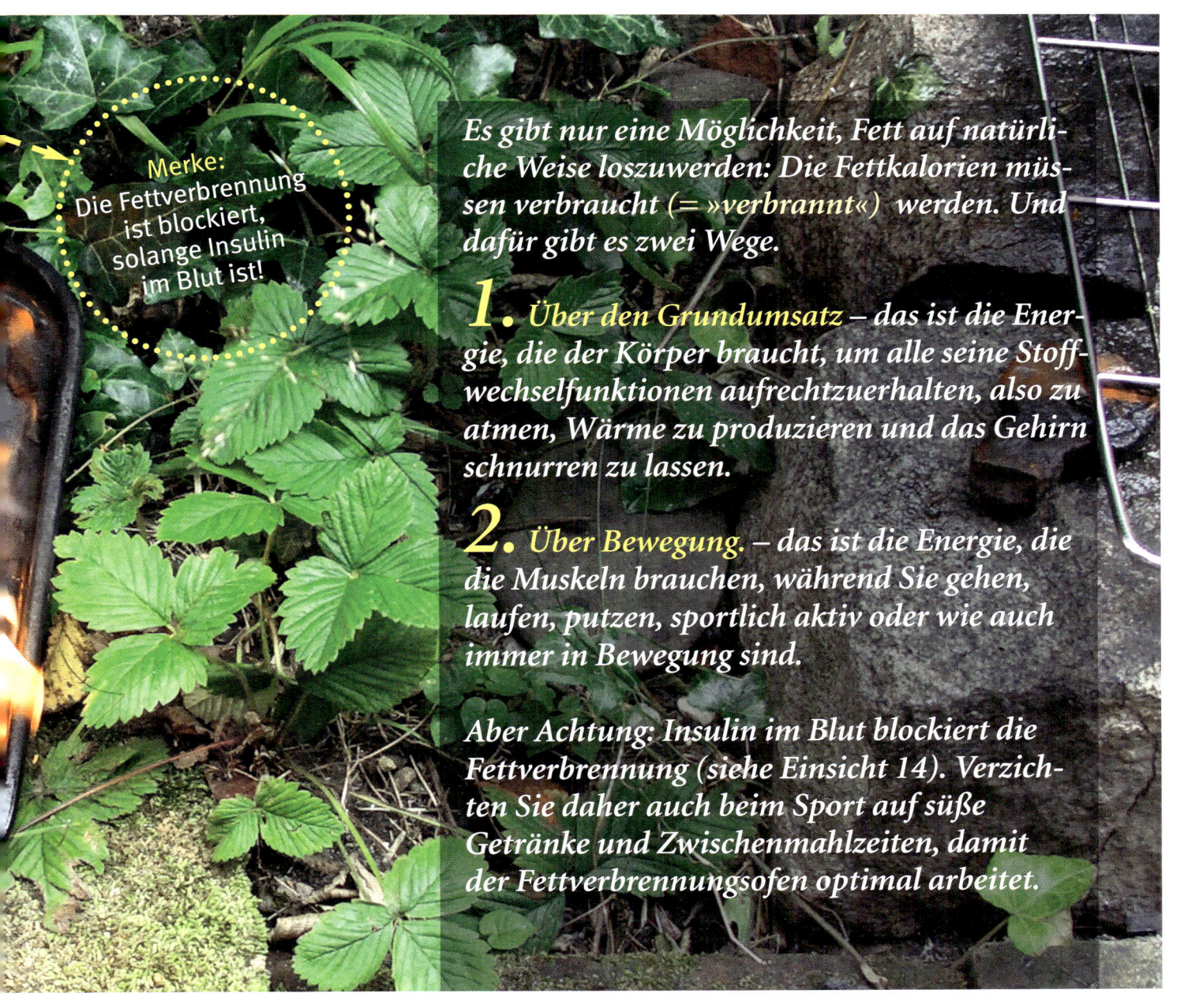

Merke:
Die Fettverbrennung ist blockiert, solange Insulin im Blut ist!

Es gibt nur eine Möglichkeit, Fett auf natürliche Weise loszuwerden: Die Fettkalorien müssen verbraucht (= »verbrannt«) werden. Und dafür gibt es zwei Wege.

1. Über den Grundumsatz – das ist die Energie, die der Körper braucht, um alle seine Stoffwechselfunktionen aufrechtzuerhalten, also zu atmen, Wärme zu produzieren und das Gehirn schnurren zu lassen.

2. Über Bewegung. – das ist die Energie, die die Muskeln brauchen, während Sie gehen, laufen, putzen, sportlich aktiv oder wie auch immer in Bewegung sind.

Aber Achtung: Insulin im Blut blockiert die Fettverbrennung (siehe Einsicht 14). Verzichten Sie daher auch beim Sport auf süße Getränke und Zwischenmahlzeiten, damit der Fettverbrennungsofen optimal arbeitet.

Stop and go

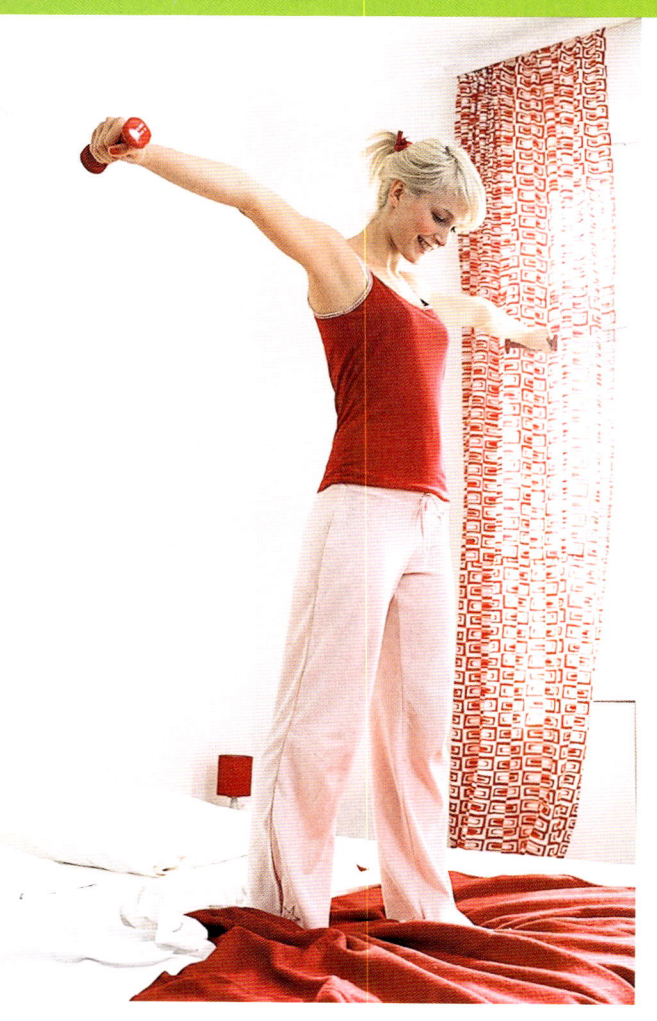

*Es ist völlig egal, **was** Sie tun – wichtig ist, **dass** Sie was tun.*

Jeder Muskel verbraucht Energie – auch im Ruhezustand. 1 Kilogramm Muskeln verbrennen am Tag etwa 30 kcal. Einfach nur so, schon ganz ohne Bewegung! Und deshalb macht die vorhandene Muskulatur einen wesentlichen Anteil des Grundumsatzes aus. Auch aus diesem Grund ist es sehr wichtig, beim Abnehmen wirklich Fett zu verlieren – und nicht die Muskeln.

Und: Wenn Sie es schaffen, während des Abnehmens sogar noch Muskulatur aufzubauen, werden Sie später garantiert keinen Jo-Jo-Effekt haben, da der Grundumsatz des Körpers durch die neu hinzugekommen Muskeln kaum sinkt. Jede Art von Bewegung ist gut!

Jeder Muskel schmilzt Fett!

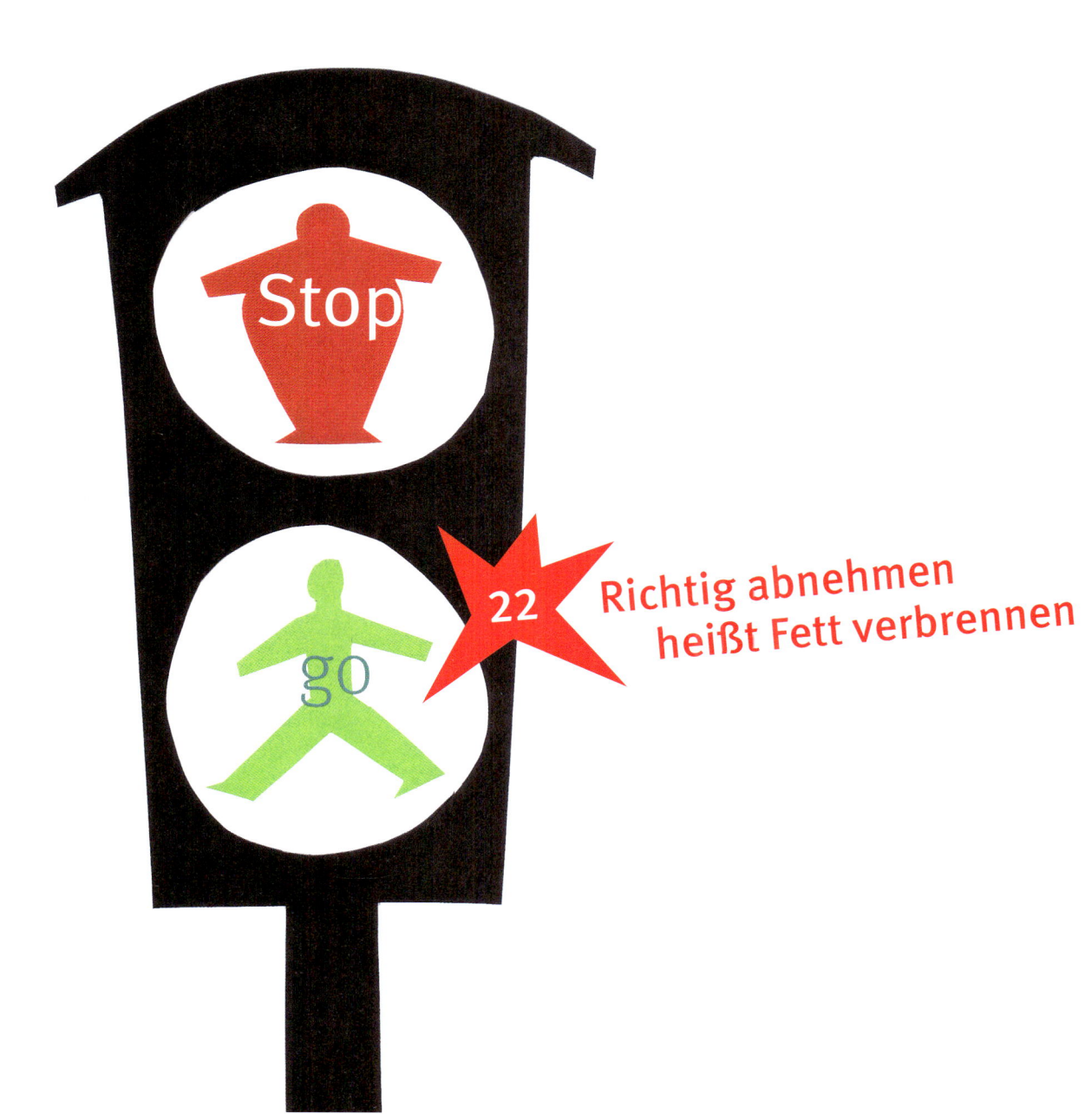

22 **Richtig abnehmen
heißt Fett verbrennen**

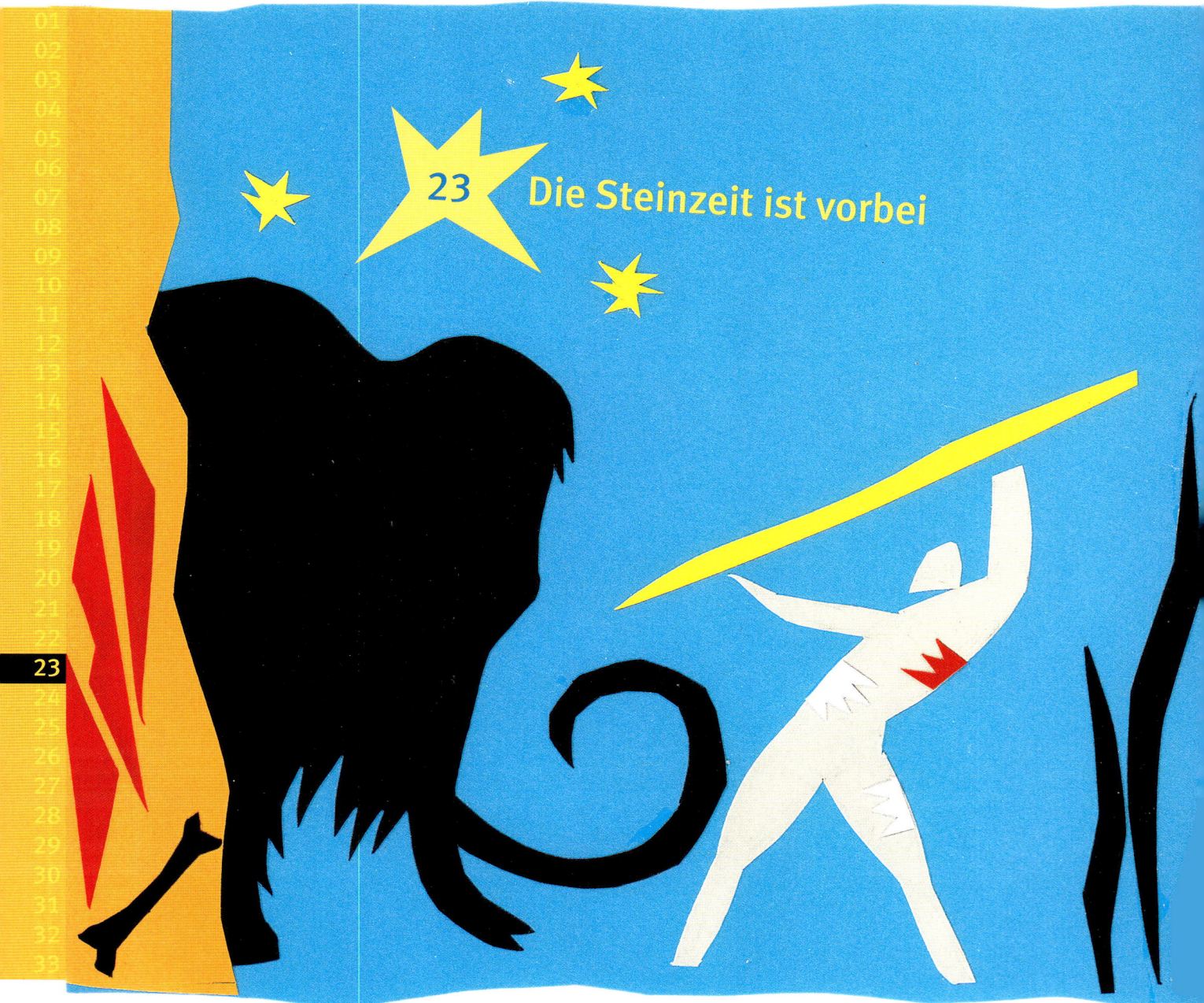

Früher, als wir noch Jäger und Sammler waren ...

...musste jegliches Essen erst mal mühsam erjagt und ersammelt werden. Das heißt: *Bewegung ohne Ende* – laufen, auf Bäume klettern, kämpfen. Dazu Kälte im Winter (nein, keine Heizungen), ständiges Auf-der-Hut-sein vor Feinden und für die Frauen Aufzucht von Kindern ohne Pampers und Fläschchenwärmer. Außerdem lieferte die Nahrung *deutlich weniger Kalorien:* Wildtiere haben viel weniger Fett als die gezüchteten und gemästeten Tiere von heute. Zucker gab es lediglich im Sommer in Form von süßen Früchten. Und immer wieder gab es Hungersnöte.

Doch der Mensch hat überlebt. Unsere Vorfahren haben überlebt, weil sie so gut mit diesen schwierigen Umständen zurechtgekommen sind und die wenigen Kalorien extrem effektiv verwenden konnten.

	Täglicher Weg zu Fuß	Durchschnittliche tägliche Kalorienaufnahme
Menschen in der Jäger- und Sammlerzeit	20,0 bis 30,0 km	1200 bis 1500
Menschen vor 100 Jahren	10,0 bis 13,0 km	1500 bis 1800
Menschen heute	0,6 bis 0,8 km	2000 bis 2500

Heute dagegen ...

01 02 03 04 05 06 07 08 09 10 11 12 13 14 15 16 17 18 19 20 21 22 23 24 25 26 27 28 29 30 31 32 33

23 Die Steinzeit ist vorbei

MAMMUT

DRIVE IN

... sind höchstens die Portionen noch im Mammut-Format

Ihr Körper macht einfach nur das, was er seit Jahrtausenden macht: *möglichst viel Fett deponieren für schlechte Zeiten!*

Es lohnt ein Blick in die USA, die uns mit Trends gerne ein paar Jahre voraus sind: in diesem Fall mit schwer übergewichtigen Menschen, diabeteskranken Kindern und – genau – *extremen Packungsgrößen.*

Doch auch bei uns werden die Portionen immer größer.

Hier gibt's Mammut-Portionen!

So haben sich einige unserer typischen Lebensmittelgrößen verändert:

	Früher	Heute
Joghurt	125 g	150 g, 250 g oder 500 g
Softdrinks	0,33 l	0,5 l
Fast Food (Hamburger)	162 g	198 g
Kugel Eis	50 g	75 g

Supersize-me?

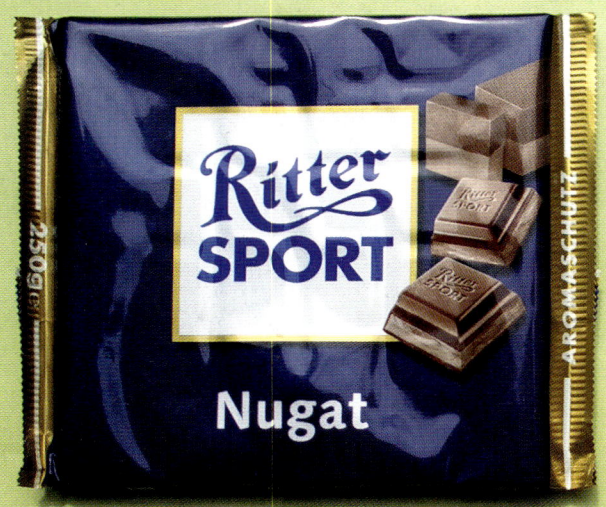

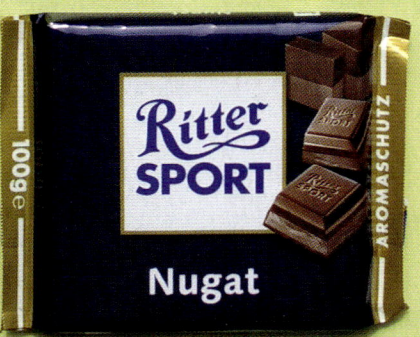

2007

1972

Egal, ob Joghurts, Getränke, Hamburger oder Schokolade – der Trend geht zu größeren Verpackungseinheiten.

Für den Hersteller ist das vorteilhaft, denn größere Packungen sind günstiger im Preis und garantieren höheren Absatz. Für den Verbraucher gefährlich. Denn die meisten Menschen haben das Bedürfnis, das einmal angebrochene Produkt auch aufzuessen – und das ist der erste Schritt zum Übergewicht!

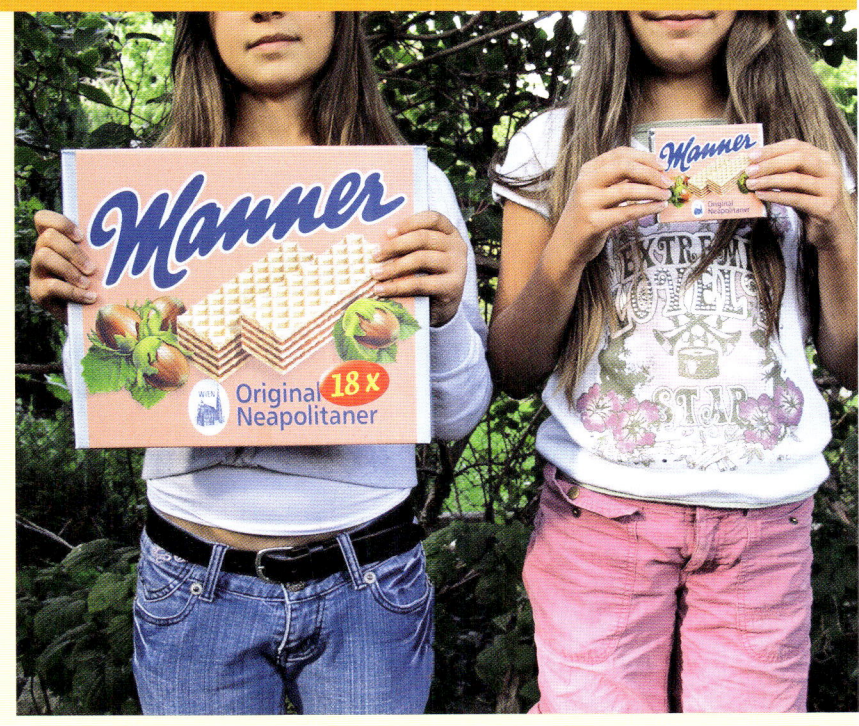

Tipp: *Legen Sie sich die Menge, die Sie essen wollen, auf einen Teller und verstauen Sie die angebrochene Packung im Keller oder Kühlschrank.*

... sonst gibt es morgen schlechtes Wetter

Sie müssen Ihren Teller nicht leer essen!

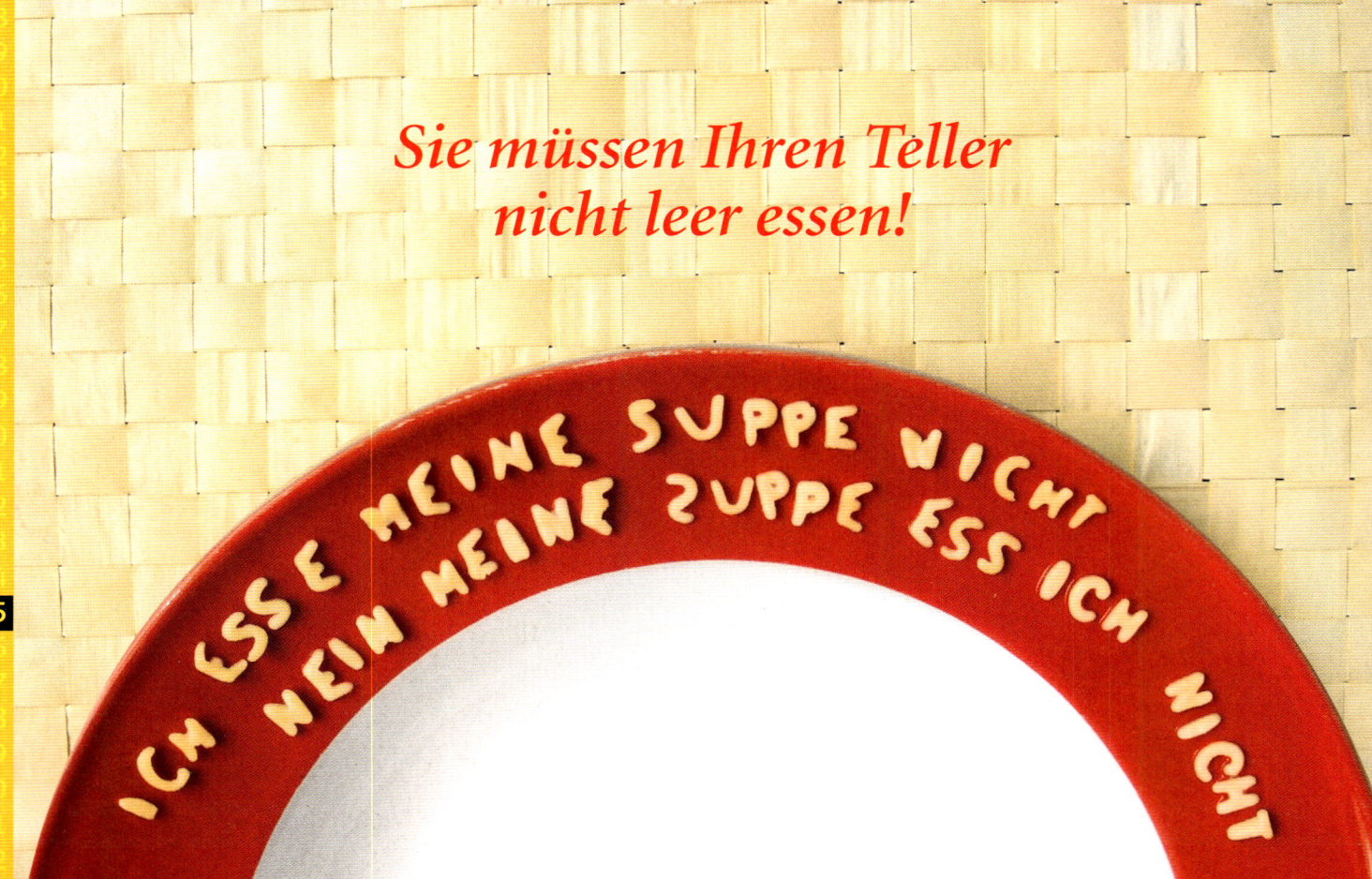

Wer kennt sie nicht, die Sätze aus der Kindheit.

Was wurde uns nicht alles angedroht, wenn wir den Teller nicht leer essen wollten. Ein ähnlicher Klassiker: »Ein Löffel für Mami, einer für Papi, einer für Oma, einer für Tante Frieda ...«

Interessanterweise sind wir Menschen so gestrickt, dass wir die Dinge, die wir einmal gelernt haben, oft ein Leben lang beibehalten, weil sie sich tief in unser Unterbewusstsein eingegraben haben.

Den Teller leer zu essen, ist für viele Erwachsene geradezu ein Zwang – egal wie viel vorher drauf lag. Dazu kommt die preußische Gründlichkeit, die gerne für »reinen Tisch« sorgt.

Was noch in der Generation unserer Eltern und Großeltern absolut Sinn machte, nämlich dass ein Kind alles aufaß, was es gab – gut möglich, dass es danach für längere Zeit nix mehr gab –, ist in den heutigen Tagen des Realität gewordenen Schlaraffenlandes geradezu absurd.

Beobachten Sie sich mal selbst:

Bereitet es Ihnen Probleme, etwas übrig zu lassen oder gar wegzuwerfen?

Denken Sie dran: Hier bei uns sind die Hungersnöte zum Glück vorbei. Sie können jederzeit für Nachschub sorgen. Und sei es an der nächsten Tankstelle.

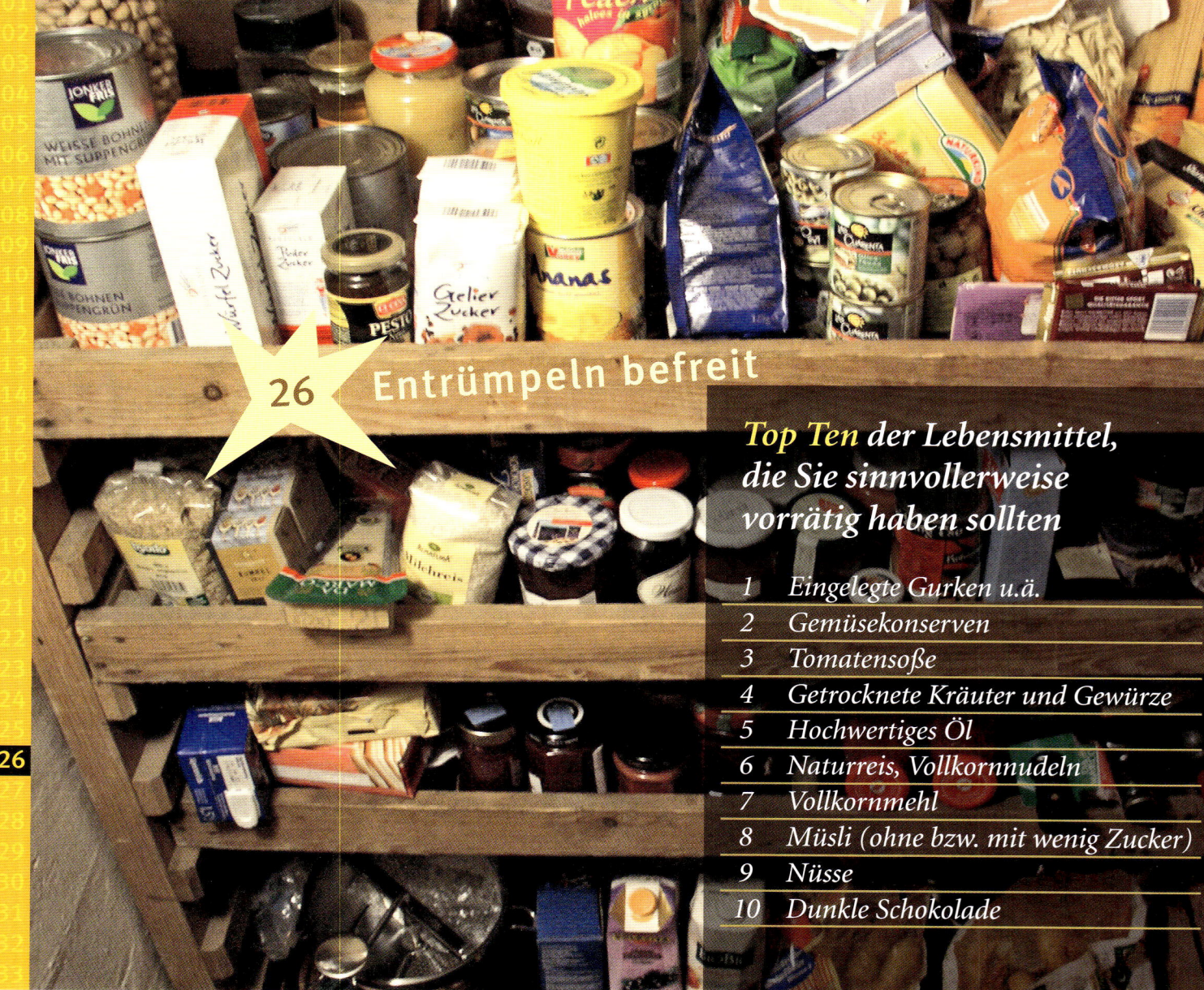

26 Entrümpeln befreit

Top Ten der Lebensmittel, die Sie sinnvollerweise vorrätig haben sollten

1 Eingelegte Gurken u.ä.
2 Gemüsekonserven
3 Tomatensoße
4 Getrocknete Kräuter und Gewürze
5 Hochwertiges Öl
6 Naturreis, Vollkornnudeln
7 Vollkornmehl
8 Müsli (ohne bzw. mit wenig Zucker)
9 Nüsse
10 Dunkle Schokolade

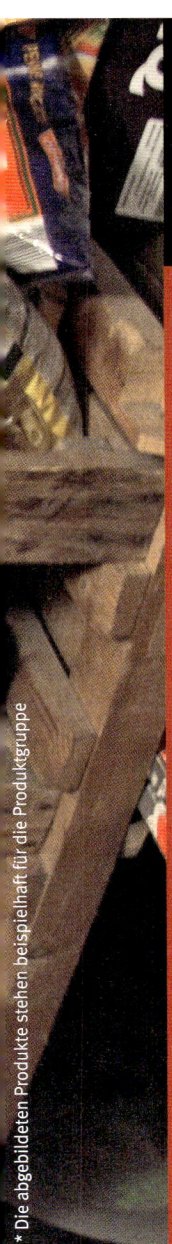

Der Krieg ist vorbei

Wenn Sie abnehmen wollen, entrümpeln Sie Ihren Vorratsschank!

Wie wollen Sie schlank, fit und dynamisch werden, wenn in dunklen Kellerecken Massen von Konserven, Zucker, Mehl, Süßigkeiten und Cornflakes-Familienpackungen lauern und Sie mit langsam ablaufenden Haltbarkeitsdaten zum Verzehr nötigen?

Das »Ausmisten« hat übrigens auch einen psychologischen Effekt: Wer sich von unnötigem äußeren Ballast befreit, tut sich auch leichter, überflüssige Kilos loszulassen.

Tipp: Spenden Sie die Lebensmittel an die örtliche Obdachlosentafel oder entsorgen Sie sie.

Räumen Sie auf – das ist der beste Anfang für ein neues Leben!

Geheimtipp: frühstücken

Eine aktuelle Studie hat es gezeigt: **Wer morgens mit leerem Magen aus dem Haus hetzt** und sich die erste Mahlzeit bis zum Mittagessen verkneift, läuft eher Gefahr, dick zu werden oder zu bleiben, als jemand, der zumindest ein kleines oder auch spätes Frühstück zu sich nimmt.

Warum: Der Körper verlangt nach der Nacht und einer relativ langen Esspause nach Nahrung. Wenn's dann kein Frühstück gibt, greifen viele Menschen zu Snacks und Knabbereien vom Automaten, Bäcker oder von der Tankstelle. Diese haben aber im Endeffekt genauso viele oder gar mehr Kalorien als ein ganz normales Frühstück – und leider viel weniger gesunde Nährstoffe. Weitere Gefahr: Riesenhunger zu Mittag und dann gleich zwei Portionen vertilgen. Das Mittagsloch lässt grüßen.

Es ist heutzutage zwar nicht mehr nötig, »wie ein Kaiser« zu frühstücken – das stammt noch aus Zeiten, als körperlich hart gearbeitet wurde. Dennoch sollte der ersten Mahlzeit des Tages etwas Zeit eingeräumt werden. Optimal für den Morgen sind viel Obst, Vollkornbrot und Milchprodukte. Wer nach frühem Aufstehen nicht gleich etwas essen mag, sollte sich ein belegtes Brot und zum Beispiel ein Stück Obst mit zur Arbeit nehmen.

Morgenstund hat was im Mund

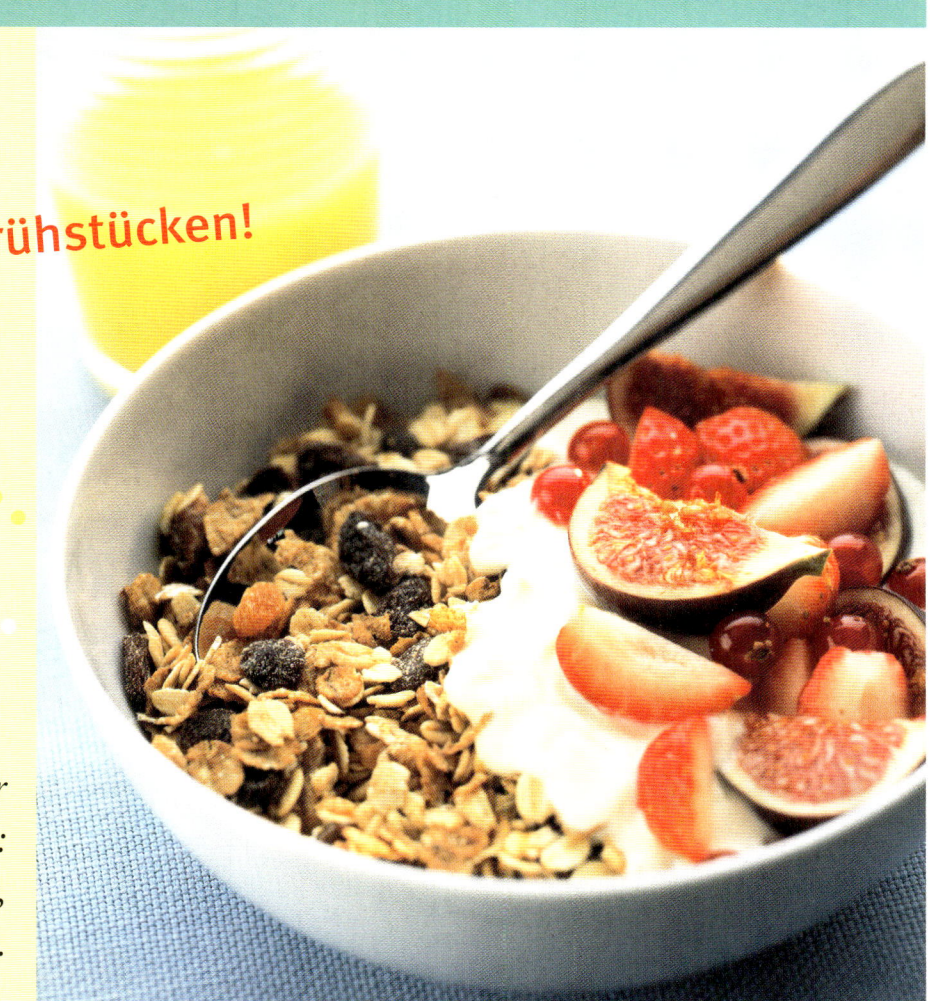

27 Frühstücken!

*Einer der größten Irrtümer
beim Abnehmen:
Wer das Frühstück weglässt,
nimmt schneller ab.*

Ist das wirklich Hunger?

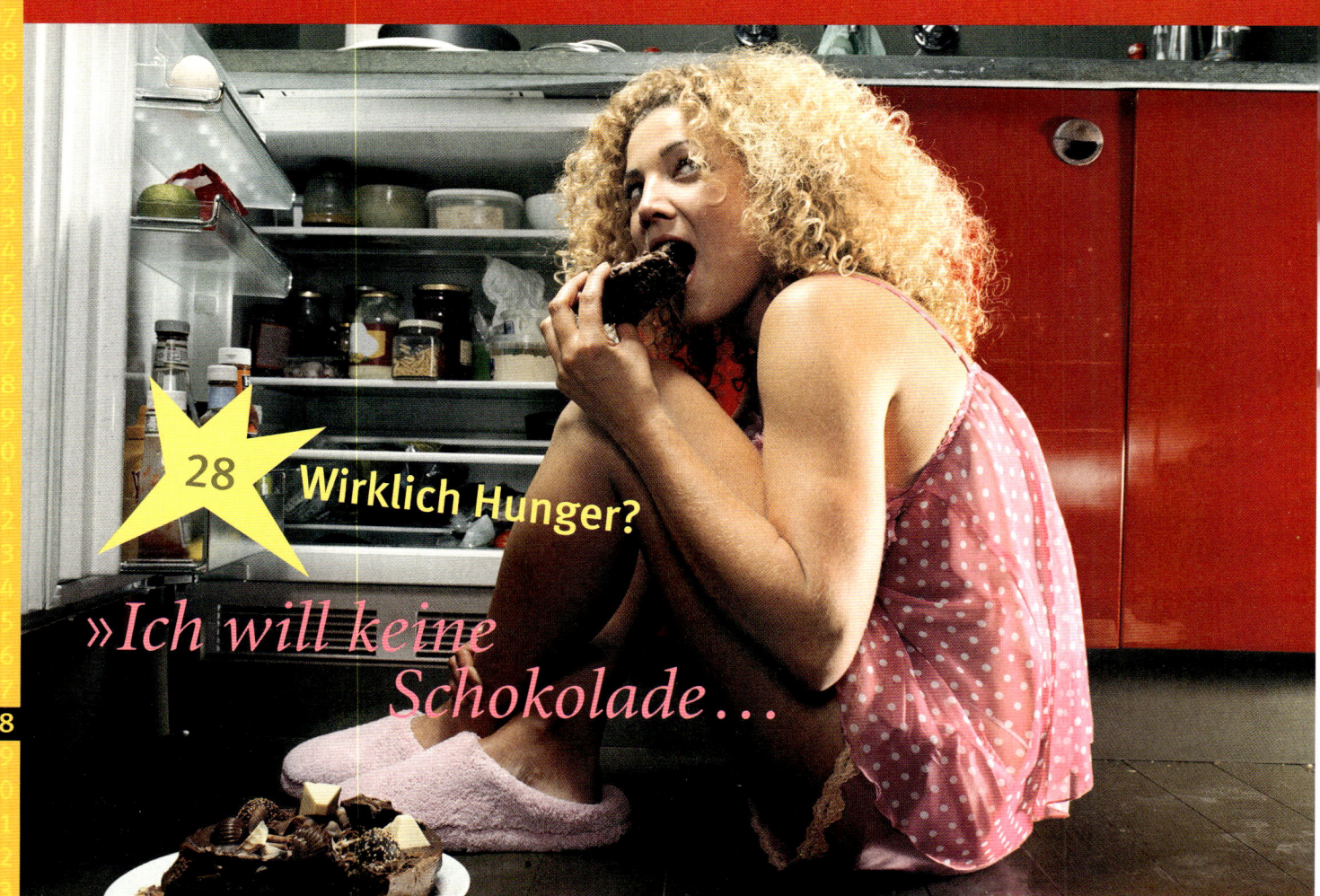

28 Wirklich Hunger?

»Ich will keine Schokolade…

...oder eher Lust?

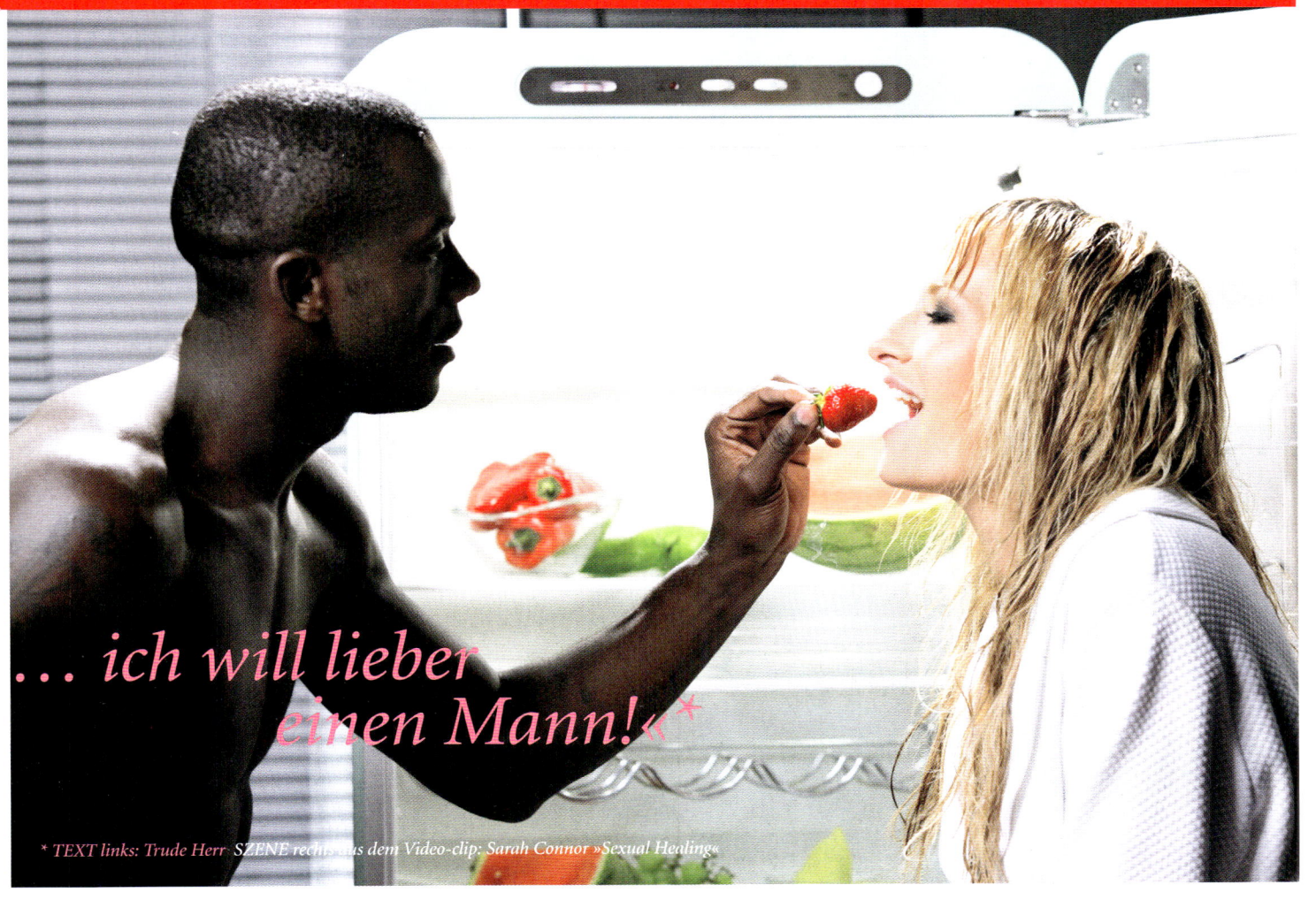

... ich will lieber einen Mann!«

* TEXT links: Trude Herr · SZENE rechts aus dem Video-clip: Sarah Connor »Sexual Healing«

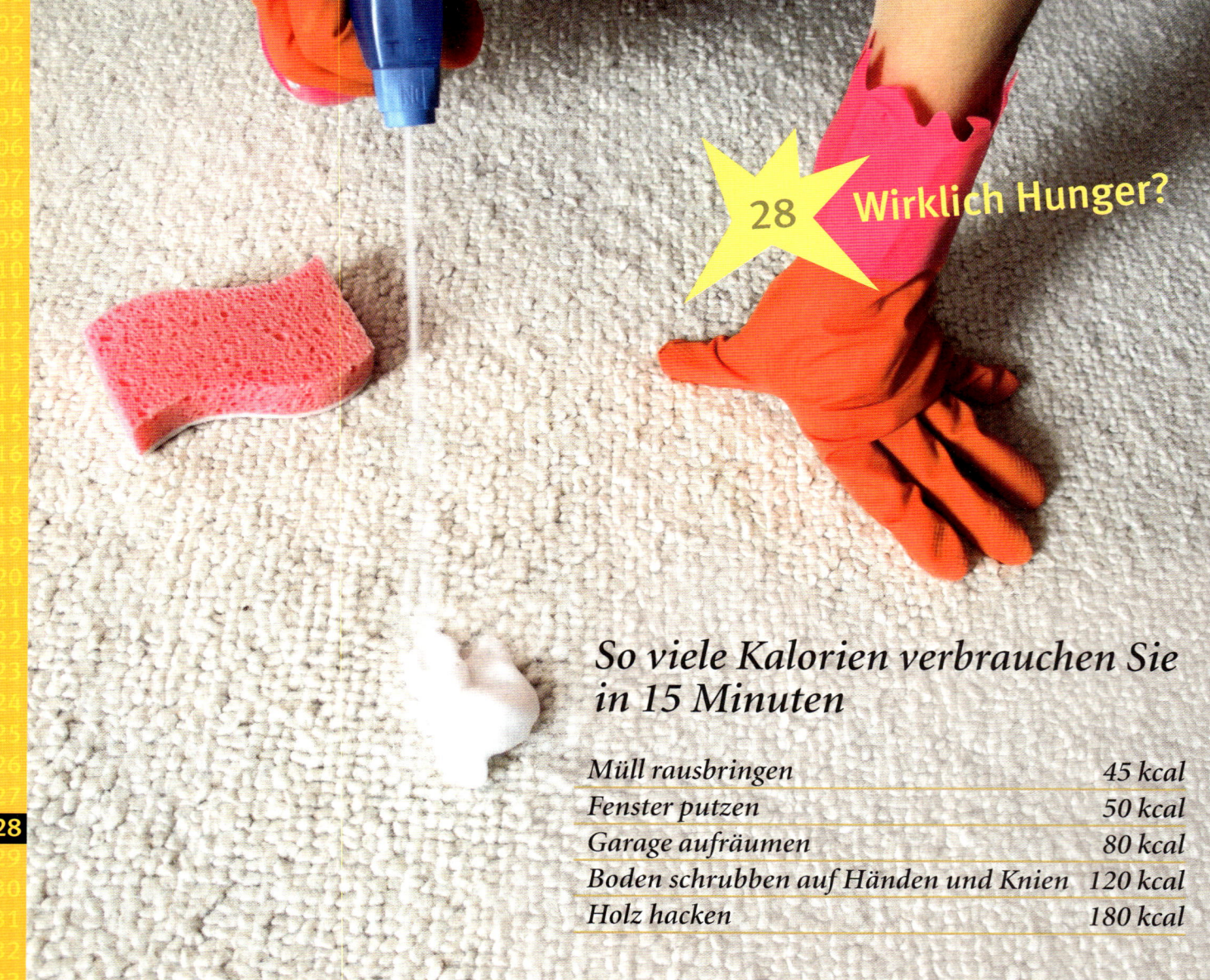

28 Wirklich Hunger?

So viele Kalorien verbrauchen Sie in 15 Minuten

Müll rausbringen	45 kcal
Fenster putzen	50 kcal
Garage aufräumen	80 kcal
Boden schrubben auf Händen und Knien	120 kcal
Holz hacken	180 kcal

...oder eher Frust?

Warum essen Sie Süßigkeiten? Und wann?

Jetzt mal ganz ehrlich. Die meisten Menschen, die Probleme mit Süßigkeiten haben, haben eigentlich ganz andere Probleme. Sie essen beispielsweise Süßes, wenn sie frustriert sind.

Die gute Nachricht: Es gibt eine viel bessere Lösung für den Umgang mit Frust und schlechter Laune: Putzen!

Kaum eine andere Tätigkeit ist so gut geeignet, um sich abzureagieren, wie das Klo zu putzen oder einen Teppich zu schrubben. Vergleichbar befreiend wäre es vielleicht noch, schreiend durch den Wald zu laufen oder Holz zu hacken.

Bringen Sie Ihr Blut in Wallung, lassen Sie den Stoffwechsel pulsieren. Dann werden die Stresshormone, die Ihren Frust erzeugt haben, schnell wieder abgebaut. Wahrscheinlich wissen Sie hinterher gar nicht mehr, worüber Sie sich überhaupt aufgeregt haben. Plus: Sie bauen auch die Hüftringe sehr effektiv ab.

Und das Allerbeste: Ihre Wohnung ist hinterher sauber!

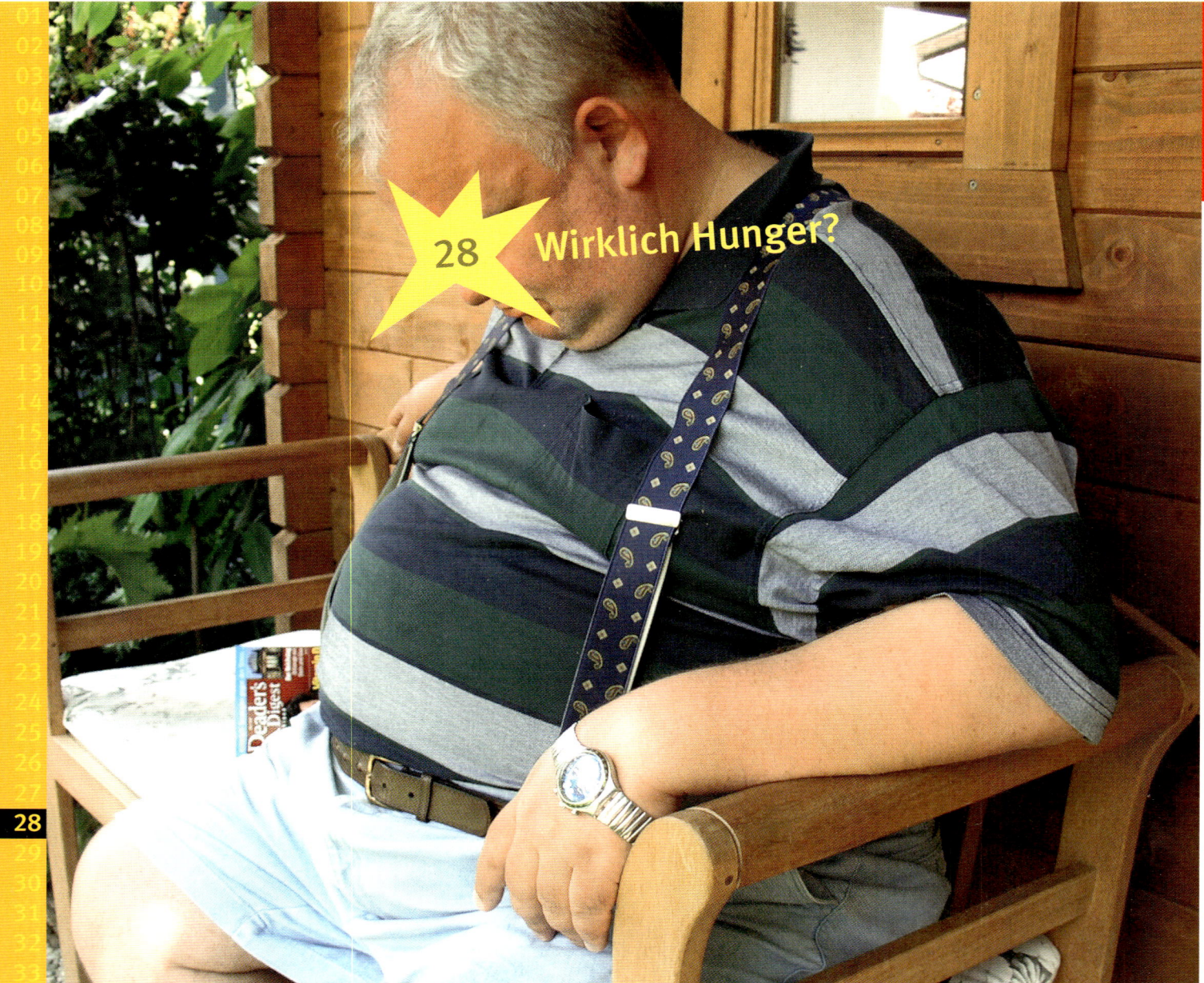

28 Wirklich Hunger?

...oder eher Langeweile?

Was für eine wunderbare Beschäftigung ist eine Schachtel Pralinen, wenn man nicht weiß, was man mit sich selbst und seiner Zeit anfangen soll: Auspacken, sich mit jedem einzelnen Stück ausgiebig beschäftigen, überlegen, was wohl drin sein könnte und die beige-braunen Leckerchen dann nach und nach in den Mund schieben …

Eine ganze Schachtel Pralinen leer zu essen, ist allerdings wirklich keine nachmittagsfüllende Beschäftigung. Die einzigen, die dann in der Tat was zu tun haben, sind Ihre Fettzellen: Die müssen sich jetzt nämlich um die vielen Kalorien kümmern und den besten Lagerplatz an den Hüften suchen.

Wenn Sie tatsächlich mal nichts zu tun haben, machen Sie doch Folgendes: • Endlich mal wieder ein gutes Buch lesen • Einen Nachmittag in der Wellnessoase eines guten Hotels verbringen • Einer Freundin anbieten, sich um deren Kinder zu kümmern, damit DIE in die Wellnessoase gehen kann • Irgendeine Ecke in Ihrem Haus oder Ihrer Wohnung aufräumen und sich überraschen lassen, was Sie dort alles finden • • •

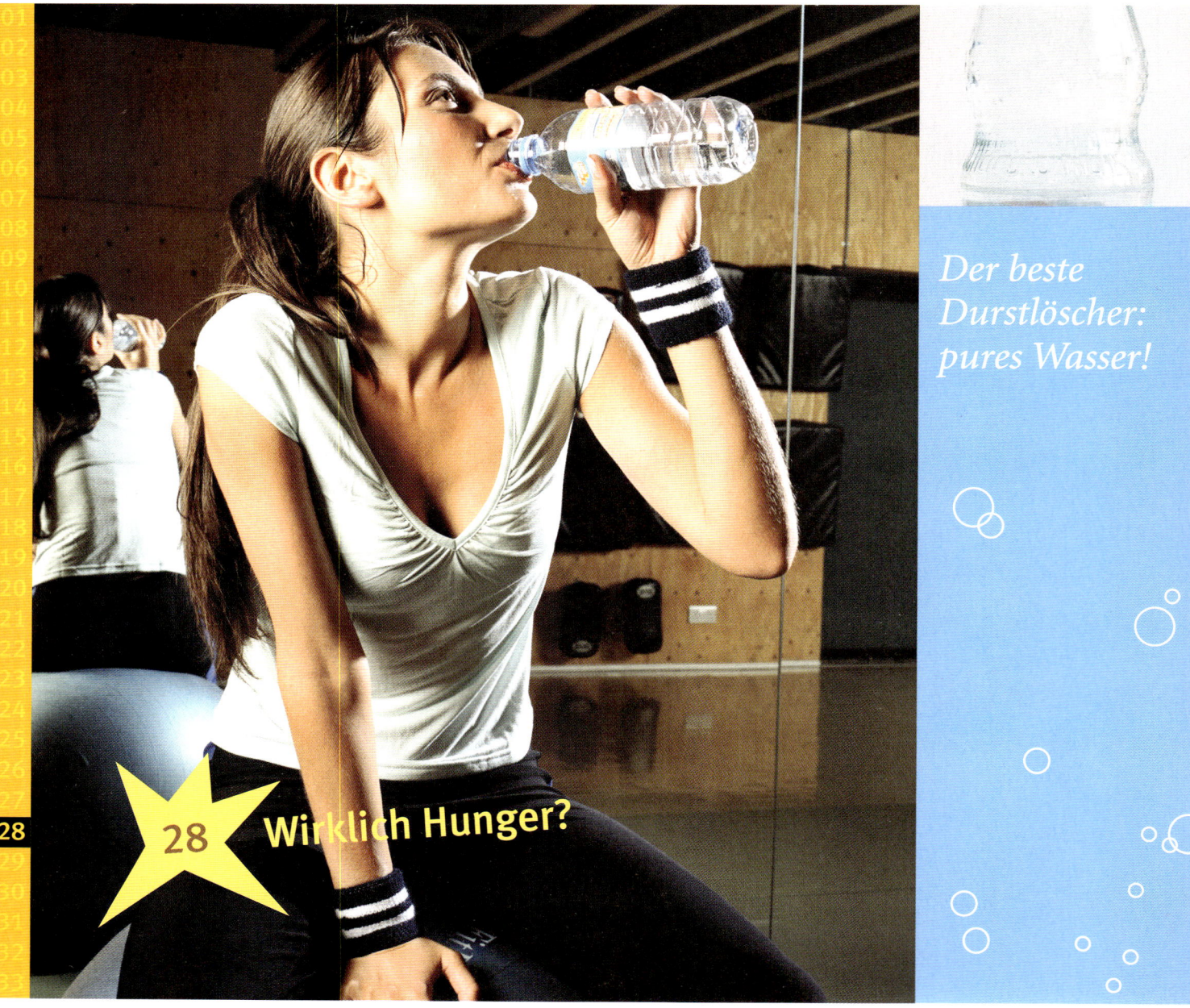

28 Wirklich Hunger?

Der beste Durstlöscher: pures Wasser!

...oder eher Durst?

Wussten Sie, dass einfach mehr trinken die bequemste Methode ist abzunehmen?

Die meisten Übergewichtigen trinken zu wenig. Viele haben ein unzureichendes Durstgefühl. Manche verspüren es zwar, erkennen es aber nicht als Durst, sondern meinen, sie hätten Hunger. Fragen Sie sich zukünftig bei jedem Hungergelüst, ob es wirklich Hunger oder nicht möglicherweise Durst ist! Und wann immer Sie Hunger oder Appetit verspüren, trinken Sie zuerst ein Glas Wasser. Das hat gleich zwei Vorteile:

1. Wenn es Durst war, ist das Hungergefühl anschließend weg.
2. Wenn es wirklich Hunger war, ist das Gefühl schwächer, weil der Magen ein wenig gefüllt ist.

Noch mehr Trink-Tipps

- Wasser mit einem Spritzer Zitrone verfeinern.
- Ein Glas Wasser in Greifnähe stellen, innerhalb einer Stunde austrinken und sofort wieder nachfüllen.
- Kalorienfreie Mineralwässer mit Geschmack. Da ist nur ein wenig Aroma zugesetzt, aber kein Zucker!
- Wie wär's mal mit Tomatensaft – nicht nur im Flugzeug!
- Sobald Sie schwitzen, mindestens einen halben Liter zusätzlich trinken.
- Wer sich mit dem Durstgefühl schwertut, kann auch Brühe löffeln.

Zuckerfalle Getränke

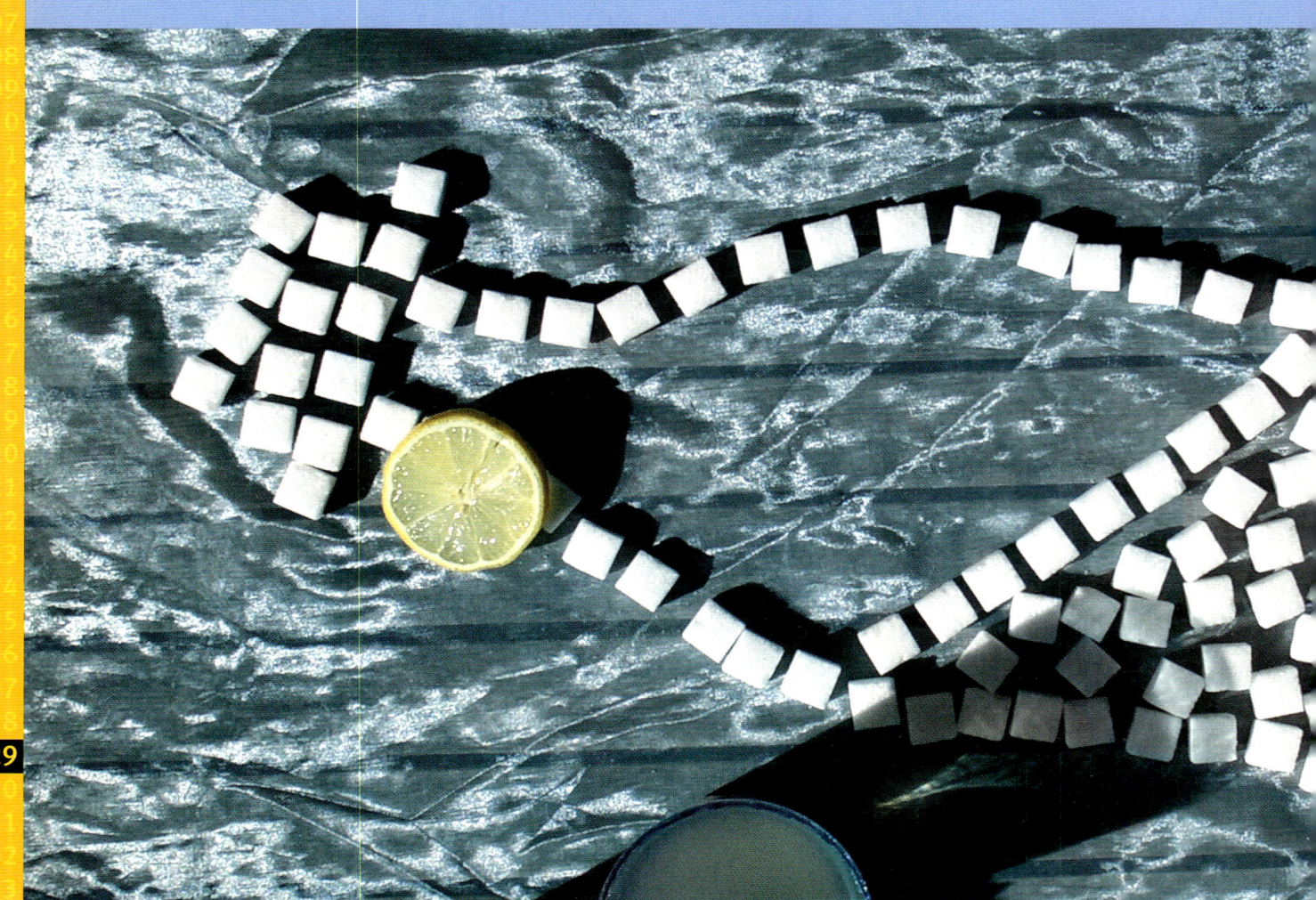

Achtung: Nicht nur Colagetränke und Limonaden enthalten viel Zucker. Auch Säfte sind pur echte Zuckerbomben. Daher: Wenn Sie abnehmen wollen, Saft immer verdünnen!

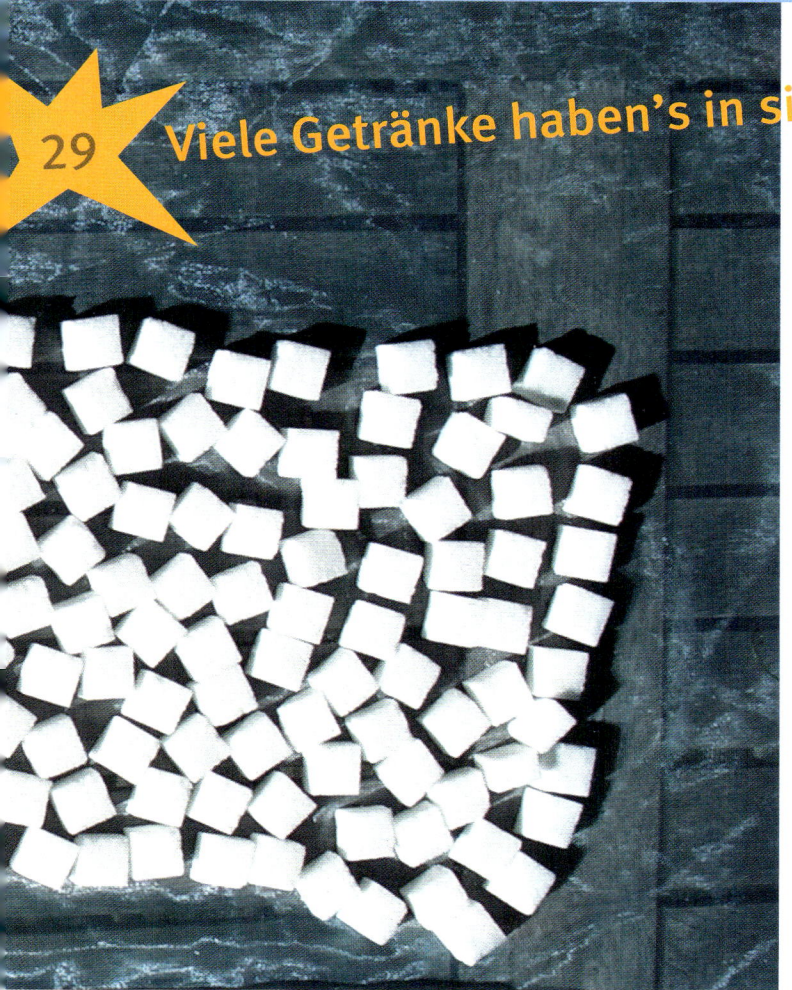

29 Viele Getränke haben's in sich

Achten Sie auf's Etikett:

Wenn Sie abnehmen wollen, sollten Sie Getränke bevorzugen, die weniger als 50 Gramm Kohlenhydrate auf 1 Liter enthalten.

Getränk	Zuckergehalt pro Liter
Traubensaft	170 g
Apfelsaft	120 g
Orangensaft	90 g
Coca Cola	110 g
Fanta Orange	100 g
Eistee	110 g
Fruchtsaftgetränke	120 g

Alkohol macht nicht nur blau

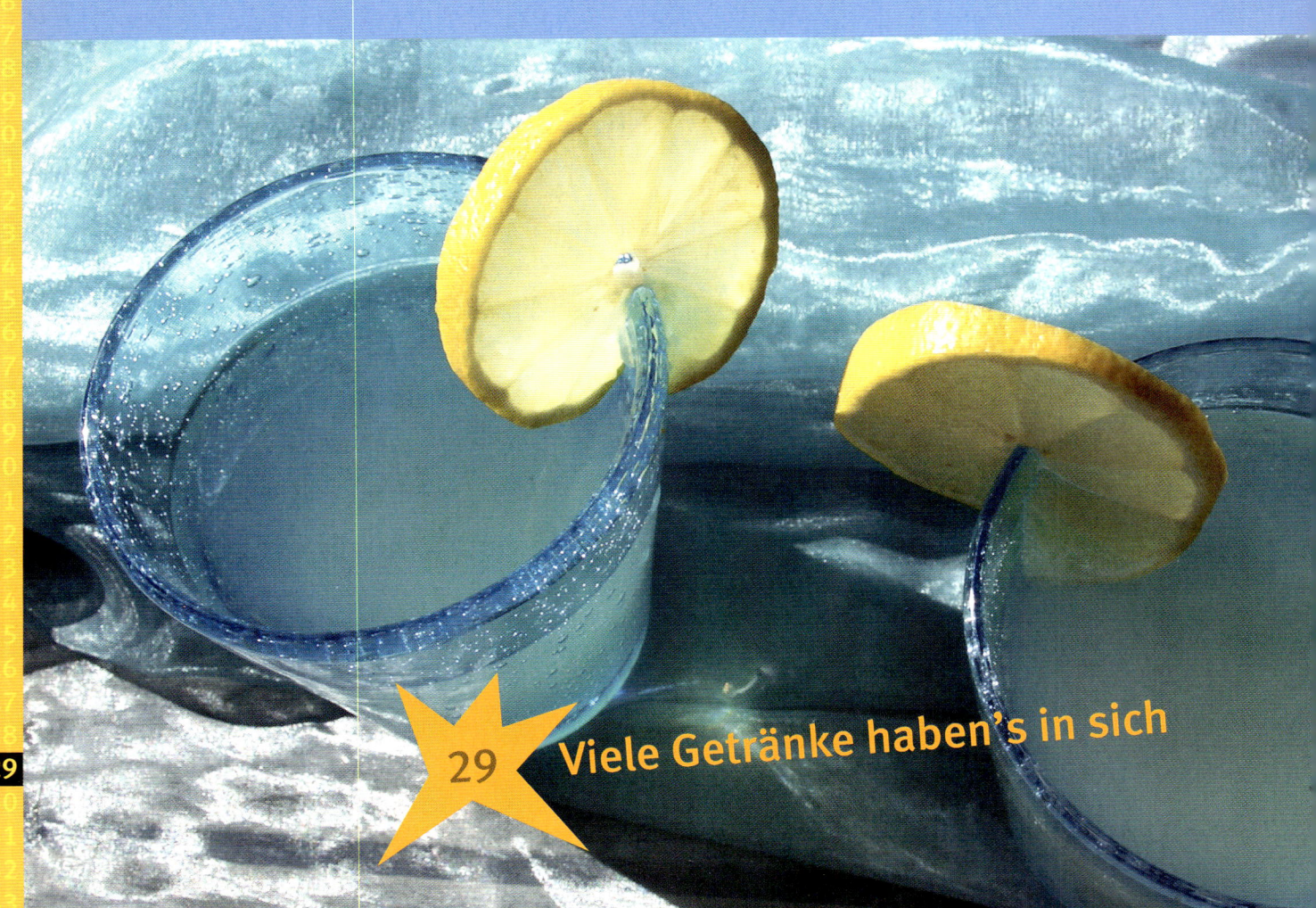

29 Viele Getränke haben's in sich

sondern auch dick

Und zwar gleich doppelt: Alkohol an sich hat einen Kaloriengehalt von 7 kcal pro Gramm (Vergleich: Fett hat 9 kcal pro Gramm). Alkoholische Getränke sind wahre Kalorienbomben!

Doch nicht nur das: Alkohol stoppt die körpereigene Fettverbrennung und fördert die Fetteinlagerung. Tolle Dickmacher-Kombi: Schweinshaxe mit Weißbier. Da der Körper keine Möglichkeit hat, Alkohol zu speichern (ist ja auch gut so!) werden die alkoholischen Kalorien bevorzugt verbrannt. Alle anderen Verbrennungsvorgänge, also auch die Fettverbrennung, sind blockiert, solange der Alk im Blut zirkuliert.

Getränk	. . . Kaloriengehalt pro Glas
0,50 l Weißbier	260 kcal
0,25 l Rotwein	200 kcal
0,25 l leichter Weißwein	170 kcal
0,20 l Cidre	90 kcal
0,10 l Sekt	85 kcal
0,30 l Piña Colada	270 kcal
0,02 l Likör	65 kcal

Die Top Ten der Diät-Ratschläge, auf die Sie getrost verzichten können

Sie sollten bei Diät-Ratschlägen skeptisch sein,

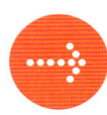 **... wenn die Diät verspricht, dass Sie »ohne irgendetwas in Ihrer Ernährung zu verändern« abnehmen werden.**

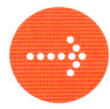 ... wenn die Diät auf **weniger als einen Monat** ausgelegt ist.

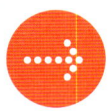 ... wenn die Diät von sich behauptet, ihr Konzept würde für alle Menschen gleichermaßen gültig sein.

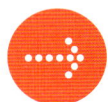 **... wenn die Diät bestimmte Lebensmittel komplett verbietet.**

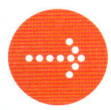 ... wenn derjenige, der Ihnen erzählen will, wie man am besten abnimmt, **selber dick ist!**

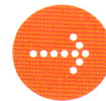 ... wenn in der Diät keine Ernährungsempfehlungen gegeben werden, sondern Sie lediglich Fettweg-Pillen, Fettschmelz-Tees oder Fettverbrennungs-Kapseln einnehmen sollen.

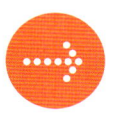 ... wenn die Diät postuliert, dass Menschen mit Sternzeichen Fisch andere Nahrung brauchen als Menschen mit Sternzeichen Skorpion.

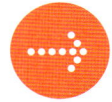 ... wenn die Diät extrem einseitig ist (weniger als 10 verschiedene Lebensmittel pro Tag).

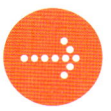 ... wenn die Diät verheißt, dass Sie mehr als 3 Kilo pro Woche abnehmen können.

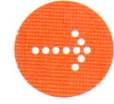 ... wenn Ihr gesunder Menschenverstand protestiert.

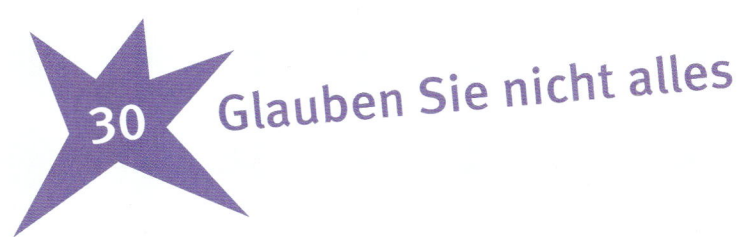

30 Glauben Sie nicht alles

»Danke sagen« kann ganz

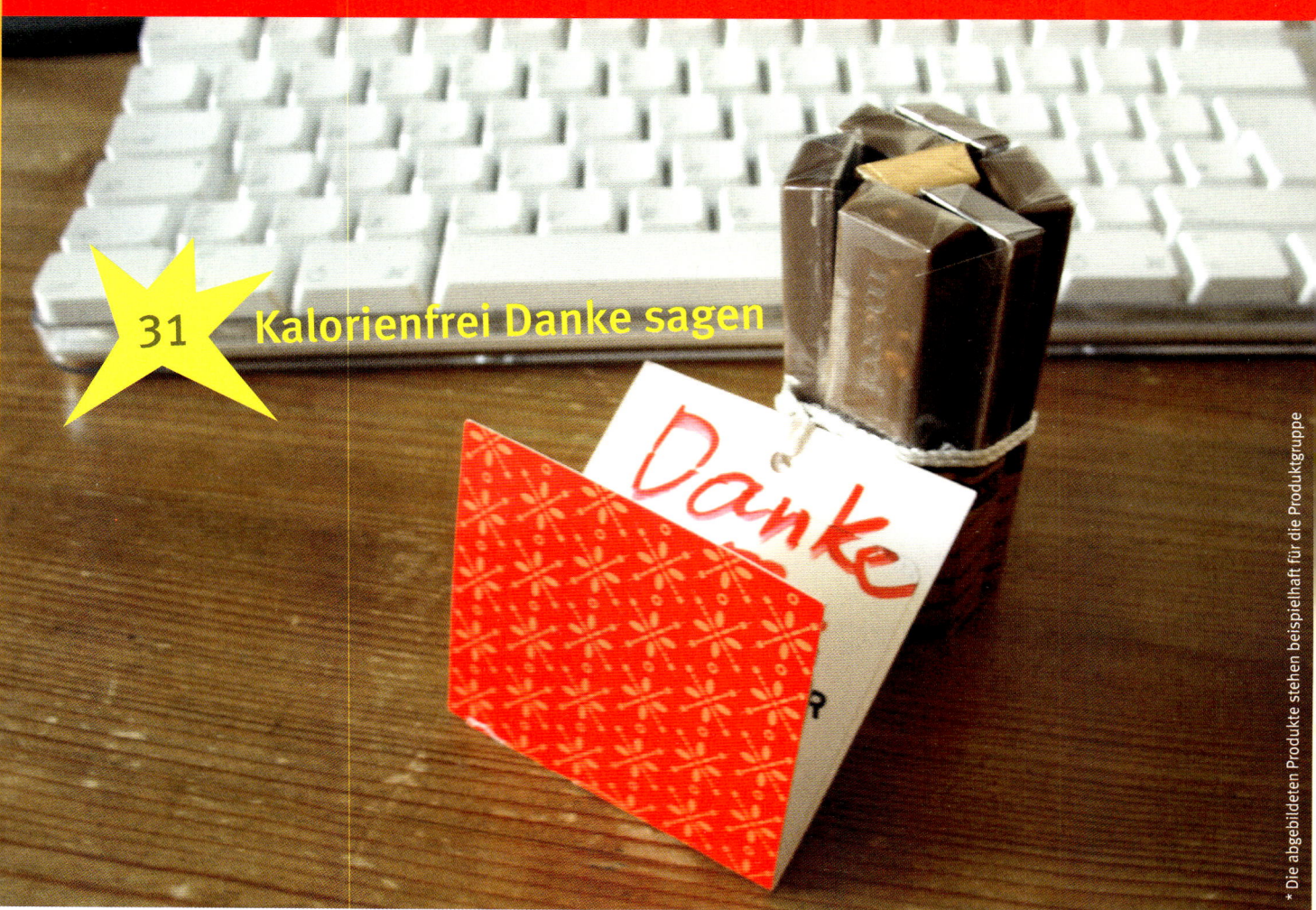

31 Kalorienfrei Danke sagen

Wer kennt das nicht:

- *Das Kind bekommt Süßigkeiten zum Geburtstag, zu Ostern, Weihnachten, gegen Langeweile, fürs Hunde ausführen, als Trost fürs aufgeschlagene Knie …*
- *Die Oma im Krankenhaus bekommt Diabetikerkekse.*
- *Die Freundin kriegt teure Schokosünden.*
- *Danke sagt man mit einer Schachtel Pralinen.*
- *Gute Freunde besucht man nur mit einem »Küsschen«.*

Schenken Sie lieber Zeit und Aufmerksamkeit!

- *Bringen Sie Kindern ein Springseil, einen Ball oder ein Federballset mit – und spielen Sie gleich selber mit!*
- *Schenken Sie der Freundin einen gemeinsamen Besuch in der Sauna.*
- *Bedanken Sie sich doch mal bei Ihrem Partner mit einer sinnlichen Massage.*
- *Sagen Sie Danke, indem Sie gemeinsam – gesund – kochen oder einen Ausflug zu einem Ziel machen, das Sie speziell für den anderen ausgesucht haben.*

Schlafen macht schlank

Aktuelle Untersuchungen haben gezeigt, dass wenig Schlaf (dauerhaft unter 6 Stunden) und Übergewicht bei vielen Menschen zusammenhängen.

Das bedeutet konkret: Menschen, die dauerhaft zu wenig schlafen, neigen eher zu Übergewicht. Obwohl der Gedanke nahe liegt, dass man durch längere Wachzeiten mehr Kalorien verbrauchen müsste, spielt da unser Körper nicht mit: In erster Linie geht es dabei um das Wachstumshormon, das im Schlaf ausgeschüttet wird. Nachts laufen verschiedene Reparatur- und Regenerationsprozesse im Körper ab, die durch dieses Wachstumshormon gesteuert werden und dabei Fett als Energiequelle nutzen. im Schlaf wird Fett abgebaut: Um die nächtliche Grundumsatz-Energie bereitzustellen, greift der Körper vermehrt auf Fettreserven zurück, das bedeutet: Nachts läuft die Fettverbrennung auf Hochtouren. Wenn sie nicht gestört wird.

In diesem Zusammenhang spielt auch das Abendessen eine wichtige Rolle: Wer zu spät isst und dann auch noch eine Mahlzeit mit vielen schnell verfügbaren Kohlenhydraten, Fett und Alkohol, bei dem ist die Fettverbrennung durch die Insulinausschüttung über Stunden blockiert. Schlagen Sie doch zwei Fliegen mit einer Klappe:

Essen Sie abends weniger und gehen Sie dafür früher ins Bett. Das wird Ihnen das Abnehmen sehr viel leichter machen.

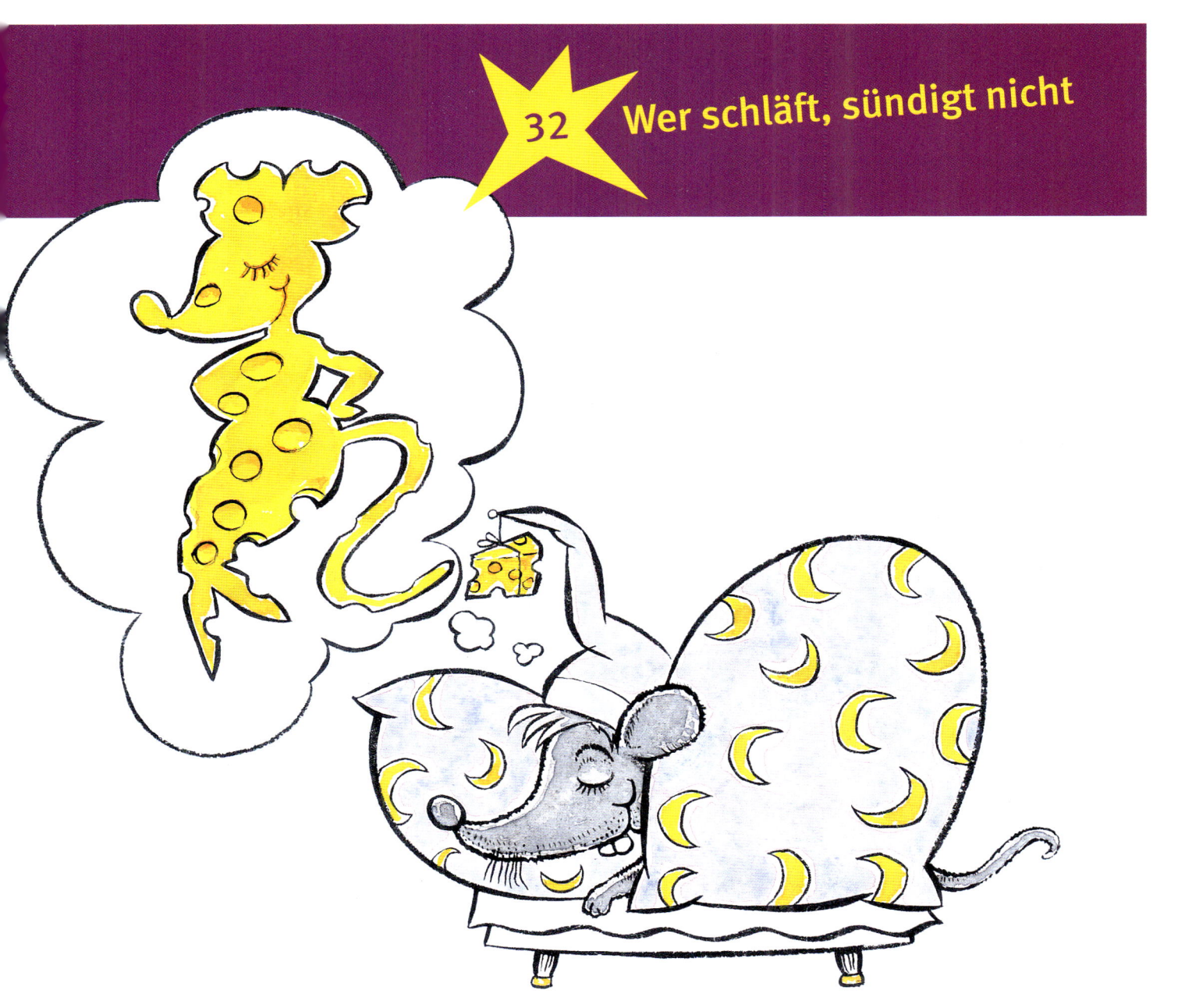

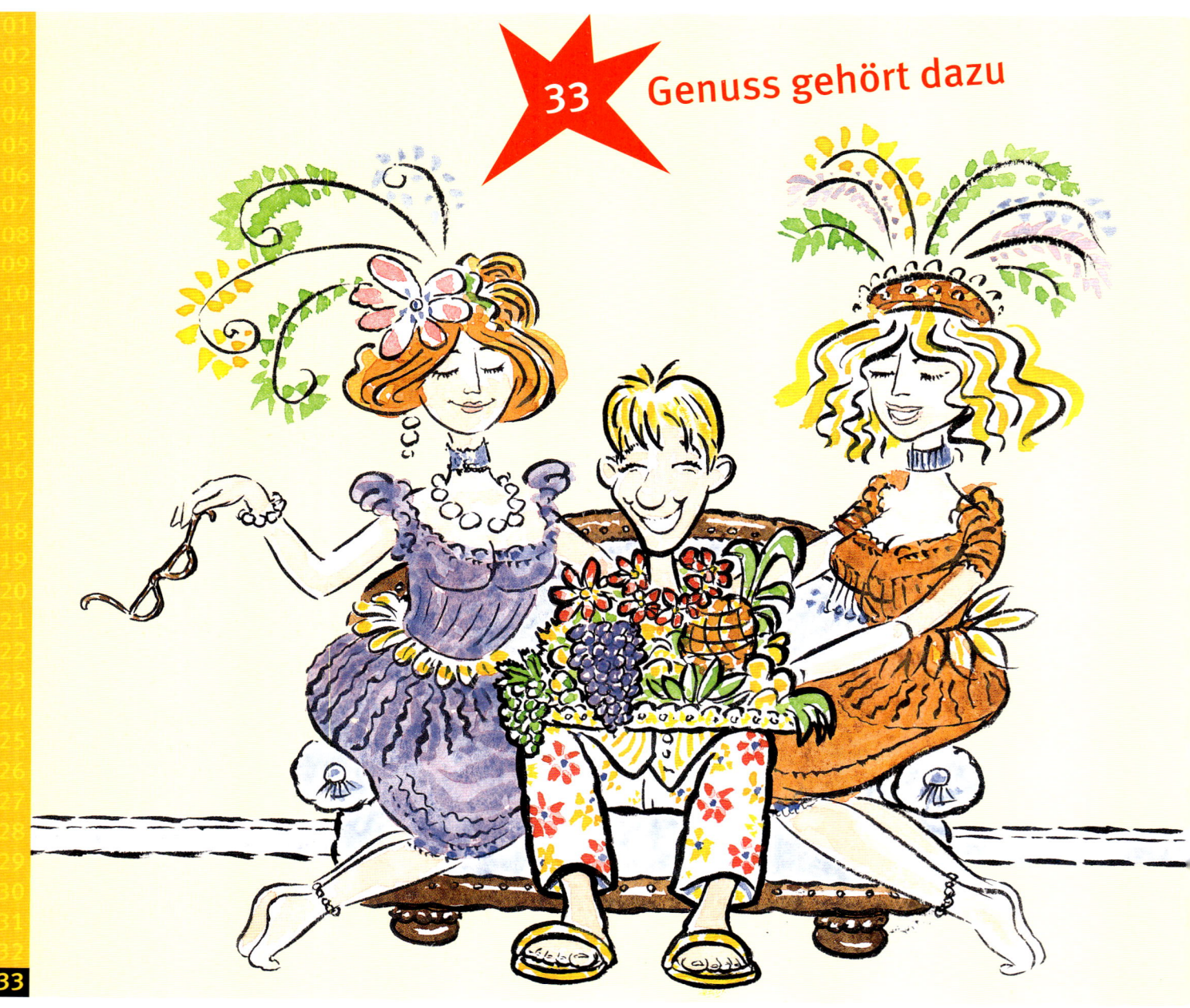

Das Leben genießen

Die Natur hat es so eingerichtet, dass Essen richtig Spaß macht. Also essen Sie mit Genuss – nicht mit schlechtem Gewissen.

- *Zelebrieren Sie jede Mahlzeit genussvoll, auch mit einem schön gedeckten Tisch.*
- *Nehmen Sie sich Zeit zum Essen, wenigstens 20 Minuten für jede Mahlzeit.*
- *Lernen Sie, gesunde Lebensmittel wie frisches, saftiges Obst und knackiges Gemüse besonders zu genießen.*
- *Tun Sie es nicht nebenbei: Setzen Sie sich zum Essen hin, entspannen Sie sich.*
- *Gönnen Sie sich einmal im Monat Ihre Lieblingssünde. Ganz wichtig: Nehmen Sie sich dafür mindestens eine Stunde Zeit!*
- *Nehmen Sie sich vor allem für fettige und zuckrige Sünden viel Zeit, genießen Sie jeden einzelnen Bissen. Dann brauchen Sie nämlich gar nicht so viel davon.*

Übrigens: Sie glauben, alles, was Spaß macht, ist entweder verboten, unmoralisch oder macht dick? Stimmt nicht! Kalorien verbrauchen kann auch Spaß machen! Beim herzhaften Lachen verbrauchen Sie etwa 40 kcal in 15 Minuten!

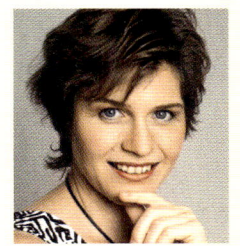

Die Autoren

SUSANNE WENDEL ist Diplom Ökotrophologin und gefragte Referentin, Trainerin und Moderatorin, wenn es um Experten-Know-how im Bereich »Ernährung und Gesundheit« geht. Ihr Spezialgebiet ist der Einfluss des Essens auf Fitness, Wohlbefinden und Ausstrahlung, weiterhin psychologische Aspekte des Essens und das Thema »Abnehmen«. Susanne Wendel begeistert Mitarbeiter und Führungskräfte von Unternehmen ebenso wie Multiplikatoren in der Gesundheitsbranche mit ihren unterhaltsamen und innovativen Vorträgen. Bekannt geworden ist sie unter anderem durch ihre Auftritte in Fernsehmagazinen, Gesundheitssendungen und diversen Zeitschriften, wo sie regelmäßig Tipps zu gesunder Ernährung gibt.

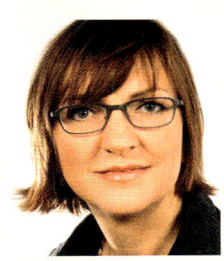

CLAUDIA HAUTKAPPE arbeitet seit dem Abschluss ihres Studiums 1985 als Editorial-Designerin für renommierte Agenturen und Verlage. Sie ist die verantwortliche Projektleiterin für die gestalterische Entwicklung sämtlicher Gesundheitsratgeber im GRÄFE UND UNZER VERLAG.

Reizvoll findet sie es, Texte in Bilder zu übersetzen, an die man sich erinnert. Dieser Leidenschaft frönte sie beim Entstehen des Buches ausgiebig – unter anderem mit Computer und Kamera. Bei ihrer Autorentätigkeit profitierte sie auch von Feldstudien zu Ernährung und Diätmythen angesichts abenteuerlich bestückter WG-Kühlschränke und erhitzter Diskussionen in Großstadtbüros. Claudia Hautkappe lebt mit Mann und zwei Kindern in München.

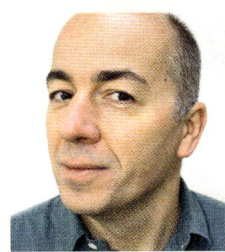

MICHAEL WIRTH, diplomierter Grafik- und Kommunikations-Designer, arbeitet seit 1985 als freier Gestalter und Illustrator. Als Creative Coach und Spezialist für das Visualisieren kommunikativer Prozesse ist er für internationale Unternehmen tätig. Ein breites Spektrum an grafischen Ausdrucksmitteln nutzend, setzt er im Auftrag bekannter Verlage die unterschiedlichsten Themen pointiert ins Bild. Michael Wirth lebt mit Familie in Stockdorf bei München. Für den VERLAG GRAEFE UND UNZER hat Michael Wirth folgende Bücher illustriert: Abnehmen mit dem inneren Schweinehund, Entrümpeln, Fit mit dem inneren Schweinehund, Zeit mit dem inneren Schweinehund, M.o.b.i.l.i.s.

Weitere Infos

GLOSSAR

Arterienverkalkung

Entsteht über viele Jahre hinweg durch Ablagerungen von Fett und Cholesterin, bedingt unter anderem durch Ernährung, Rauchen und Bewegungsmangel.

Bauchfett

Ist im Gegensatz zum subkutanen (unter der Haut liegenden) Fett ein aktives Gewebe, welches verschiedene Hormone und Substanzen produziert, die den Stoffwechsel beeinflussen.

Cholesterin

Körpereigene Substanz, die unter anderem als Baustoff für Hormone dient und für den Transport von Fetten im Körper zuständig ist. Es gibt verschiedene Arten von Cholesterin, je nachdem, an welche Proteine es gebunden ist: Das LDL- Protein transportiert Cholesterin zu den Zellen und beschleunigt die -> Arterienverkalkung, das HDL-Protein transportiert überflüssiges Cholesterin zur Leber ab, wo es entsorgt wird. Durch die Aufnahme gesättigter Fette und Zucker, sowie durch Rauchen und Übergewicht wird der Cholesterinspiegel erhöht, senkend wirken ungesättigte Fette und Bewegung.

Energiedichte

Zeigt an, wie viele Kalorien pro Gewichtseinheit ein Lebensmittel hat (Angabe in kcal/g oder kcal/100 g). Eine günstige Energiedichte liegt unter 110 kcal/100 g.

Fettverbrennung

Wenn der Körper mehr Energie verbraucht, als er durch die Nahrung bekommt, zehrt er von seinen eigenen Fettreserven. Um Energie zu gewinnen, wird Körperfett chemisch gesehen unter Zufuhr von Sauerstoff (Atmung) verbrannt.

Gesättigte Fette

Enthalten vorwiegend Fettsäuren ohne Doppelbindung, die chemisch wenig aktiv sind und in erster Linie der Energiespeicherung dienen. Gesättigte Fette sind bei Raumtemperatur meist fest.

Grundumsatz

Energieverbrauch des Körpers in Ruhe (für Atmung, Herzschlag, Körpertemperatur, Gehirnfunktion usw.).

Insulin

Körpereigenes Hormon, zuständig unter anderem für die Einlagerung von Nährstoffen und den Aufbau von Körpersubstanz.

Lebensmitteldeklaration

Es ist gesetzlich festgelegt, welche Angaben auf Lebensmittelverpackungen gemacht werden müssen. Dazu zählen unter anderem die enthaltene Menge, das Verfallsdatum und die Liste aller enthaltenen Inhaltsstoffe, die nach der im Lebensmittel enthaltenen Menge sortiert aufgelistet sein müssen.

Leistungsumsatz

Energieverbrauch, der durch Bewegung bzw. Muskeltätigkeit erzielt wird.

Light-Produkt

Der Begriff „light" ist nicht eindeutig definiert und kann sich auf unterschiedliche Inhaltsstoffe beziehen, beispielsweise auf Kalorien, Fett oder Zucker, aber auch auf Salz oder Cholesterin.

Sekundäre Pflanzenstoffe

Geschmacks-, Geruchs- und Farbstoffe in essbaren Pflanzen, die im menschlichen Körper viele positive Funktionen erfüllen, beispielsweise das Immunsystem aktivieren, vor Bakterien schützen oder desinfizierend wirken

Ungesättigte Fette

Bestehen aus Fettsäuren mit einer oder mehreren chemischen Doppelbindungen. Sie enthalten lebensnotwendige Stoffe. Unter anderem halten sie die Zellmembranen geschmeidig und fördern den Stoffwechsel. Ungesättigte Fette sind bei Raumtemperatur meist flüssig (pflanzliche Öle etc.).

Transfettsäuren

Wenn ungesättigte flüssige Fettsäuren z.B. aus Sonnenblumenöl gehärtet werden (=die Doppelbindung wird verändert) entstehen gehärtete Fette und 2 bis 6 % Transfettsäuren. Letztere können sogar Krebs auslösen.

BUCHEMPFEHLUNGEN

Dr. Marco von Münchhausen, Dr. Michael Despeghel
ABNEHMEN MIT DEM INNEREN SCHWEINEHUND
Gräfe & Unzer Verlag, München, 2006

Viele Anregungen und Tipps, wie man am besten mit dem inneren Schweinehund umgeht.

Doris Wild Helmering, Diane Hales
DENK DICH DÜNN
Goldmann Verlag, München, 2007

100 Psychotipps zum erfolgreichen Abnehmen – da ist für jeden was dabei.

Jill Fullerton-Smith
DER GROSSE FOOD-CHECK – WAS ESSEN WIRKLICH KANN
Bloombury Berlin 2007

Faszinierende Experimente rund ums Thema »Essen«.

Dagmar Herzog
DIE KRAFT DER EMOTIONEN
Gräfe & Unzer Verlag, München, 7. Auflage 2006

Kommen Sie Ihren eigenen Emotionen auf die Spur und ändern Sie nachhaltig Ihr (Ess-)verhalten.

Sven David Müller, Markus Vieten
JEDER KRIEGT SEIN FETT WEG
dtv Verlag, München, 2005

Sehr humorvoll geschrieben und zeigt ganz neue Perspektiven auf.

Dr. med. Toni Pizzecco
OPTIMISMUS-TRAINING
Gräfe & Unzer Verlag, München, 2007

Denken kann Mut machen oder mies machen. Hier lernen Sie die Kraft positiver Bilder für sich zu nutzen.

Susanne Wendel
RICHTIG ESSEN IM JOB
Südwest Verlag, München, 2005

Praktische Tipps fürs Essen im Job.

Dr. med Detlev Pape
SCHLANK IM SCHLAF
Gräfe & Unzer Verlag, München, 2006

Mit der Kraft des Biorhythmus und Hormonen schlank werden.

INTERNET-SEITEN

www.adipositas-online.de
Aktuelle Nachrichten und Studien rund ums Thema Übergewicht.

www.ernaehrung.de
Deutsches Ernährungs- und Beratungsinformationsnetz mit Infos, Rezepten und mehr

www.fitness.com
Infos rund ums Thema Bewegung.

www.fitrechner.de
Alles über Kalorienverbrauch.

www.food-monitor.de
Aktuelle News und Infos rund ums Thema.

www.forum-trinkwasser.de
Infos und Studien zum Thema »Getränke«.

www.was-wir-essen.de
Hier gibt's alles rund um Ernährung und Lebensmittel.

www.wmbi.de
Watch my Body Info
Das Gesundheitsportal zum Abnehmen.

Impressum

© 2007 GRÄFE UND UNZER VERLAG GmbH, München.

Alle Rechte vorbehalten. Nachdruck, auch auszugsweise, sowie Verbreitung durch Bild, Funk, Fernsehen und Internet, durch fotografische Wiedergabe, Tonträger und Datenverarbeitungssysteme jeder Art nur mit schriftlicher Genehmigung des Verlages.

Programmleitung:
Ulrich Ehrlenspiel

Redaktion: Kathrin Herlitz

Lektorat: Ina Raki

Umschlag: independent Medien-Design, München (Claudia Hautkappe)

Layout und Satz: Claudia Hautkappe

Herstellung: Susanne Mühldorfer

Lithos: Longo AG, Bozen

Druck: Druckhaus Kaufmann, Lahr

Bildredaktion:
Michelle Otto/Henrike Schechter

ISBN: 978-3-8338-1034-3

1. Auflage 2008

Die GU-Homepage finden Sie im Internet unter www.gu-online.de

Umwelthinweis

Dieses Buch wurde auf chlorfrei gebleichtem Papier gedruckt. Um Rohstoffe zu sparen, wurde auf die Folienverpackung verzichtet.

Bildnachweis

Illustrationen: Michael Wirth

Grafik Einsicht 03/S.10: Detlef Seidensticker

Fotos

Cover-Art-work und Innentitel: Ling Xu

Bildstelle: Einsicht 07/S.24

Getty: Einsicht 04/S.17; Einsicht 09/S.36; Einsicht 10/S.43; Einsicht 16/S.65; Einsicht 27/S.107; Einsicht 28/S.108; Einsicht 28/S.114

Foodcollection: Einsicht 16/S.67

Fotos mit Geschmack (Ulrike Schmidt/Sabine Mader): Einsicht 18/S.76/77

Goscinny-Uderzo: Einsicht 16/S.34

Hautkappe, Tim: Einsicht 02/S.7; Einsicht 03/S.13; Einsicht 19/S.85

Jupiter Images: Einsicht 20/S.79

Mauritius: Einsicht 21/S.91

Stockfood: Einsicht 09/S.39; Einsicht 13/S.54

Vario: Einsicht 06/S.20

Xcell Records: Einsicht 28/S.109

Zellteilung: Einsicht 04/S.14

Alle weiteren Fotos: Claudia Hautkappe

Wichtiger Hinweis

16 Sticker - das Extra zum Buch: Auf der nebenstehenden Seite finden Sie auf den Punkt gebracht noch einmal die wichtigsten Aussagen, die Sie beim Abnehmen unterstützen. Und das Beste: Sie können diese Worte im richtigen Moment wirken lassen: kleben Sie die Sticker einfach auf Ihre Geldbörse, an den Kühlschrank, auf die Keksdose - Wirkung garantiert!

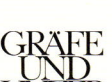

GRÄFE
UND
UNZER

Ein Unternehmen der
GANSKE VERLAGSGRUPPE

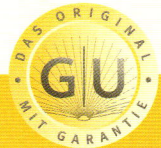

Liebe Leserin und lieber Leser,

wir freuen uns, dass Sie sich für ein GU-Buch entschieden haben. Mit Ihrem Kauf setzen Sie auf die Qualität, Kompetenz und Aktualität unserer Ratgeber. Dafür sagen wir Danke! Wir wollen als führender Ratgeberverlag noch besser werden. Daher ist uns Ihre Meinung wichtig. Bitte senden Sie uns Ihre Anregungen, Ihre Kritik oder Ihr Lob zu unseren Büchern. Haben Sie Fragen oder benötigen Sie weiteren Rat zum Thema? Wir freuen uns auf Ihre Nachricht!

Wir sind für Sie da!
Montag – Donnerstag: 8.00 – 18.00 Uhr;
Freitag: 8.00 – 16.00 Uhr
Tel.: 0180-5 00 50 54* *(0,14 €/Min. aus
Fax: 0180-5 01 20 54* dem dt. Festnetz/
Mobilfunkpreise
E-Mail: können abweichen.)
leserservice@graefe-und-unzer.de

P.S.: Wollen Sie noch mehr Aktuelles von GU wissen, dann abonnieren Sie doch unseren kostenlosen GU-Online-Newsletter und/oder unsere kostenlosen Kundenmagazine.

GRÄFE UND UNZER VERLAG
Leserservice
Postfach 86 03 13
81630 München